李占东 主编

1955
—
1975

第四辑 妇科常见病秘验方

全国中医献方类编

带下病

学苑出版社

图书在版编目（CIP）数据

带下病：1955—1975全国中医献方类编/李占东主编.
北京：学苑出版社，2019.7
ISBN 978-7-5077-5742-2

Ⅰ.①带…　Ⅱ.①李…　Ⅲ.①带下病-验方
Ⅳ.①R289.53

中国版本图书馆 CIP 数据核字（2019）第 122924 号

责任编辑：付国英
出版发行：学苑出版社
社　　　址：北京市丰台区南方庄 2 号院 1 号楼
邮政编码：100079
网　　　址：www.book001.com
电子信箱：xueyuanpress@163.com
电　　　话：010-67603091（总编室）、010-67601101（销售部）
经　　　销：新华书店
印　刷　厂：北京市京宇印刷厂
开本尺寸：880×1230　1/32
印　　　张：3.375
字　　　数：100 千字
版　　　次：2019 年 7 月第 1 版
印　　　次：2019 年 7 月第 1 次印刷
定　　　价：29.00 元

1955—1975 全国中医献方类编

编委名单

主　编　李占东

副主编　郑　智　张　喆

编　委　（按姓氏笔画排序）

王淑华　　王颖辉　　冯　烨

杨凤英　　杨金利　　杨殿啟

李　军　　岳红霞　　徐秀兰

董群弟　　傅开龙

前　言

随着人们对自身健康的愈加关注，了解、学习中医和中药已蔚然成风。尤其是那些经受住了临床验证而流传沿用至今的单方、验方、秘方，因其便于使用，能花小钱治大病，而深受读者、尤其是非医药专业的普通大众的喜爱。

一直以来，中医医家和学者均有将家传或收集的单方、验方、秘方刊刻出版的传统。据统计，历代方书中占绝大多数的都是单方、验方和秘方类，充分说明了这一类药方有确切的疗效和长久的生命力。

众所周知，受传统思想影响，许多中医都抱着"有子传子，无子传贤；无子无贤，抱卷长眠"的思想，验方秘方概不轻易外传。但在 20 世纪 50 到 70 年代，在政府的主导和动员下，搞过多次颇有成效的全国献方运动，许多老中医不仅公开交流了他们历年积累的医学经验，还纷纷献出了自己压箱底的治病药方。

如，四川省郫县 70 多岁的老中医钟载阳献出祖传治疗腹水的秘方，河北承德民间医生盛子章献出治疗梅毒的秘方，四川省江津市中医邱文正献出"跳骨丹"方，江苏省南通中医院的陈照献出治瘰疬方，河北省石家庄市中医献出治疗乙脑的秘方，江苏省南通季德胜献出季家六代祖传的蛇虫毒秘方，贵州省挖掘出著名的卢老太太治疗慢性肾炎的秘方，江苏省第二康复医院杨雨辰医师献出家传三代的验方四册，等等。

这些献方均由各省组织专家进行审核编纂，保留有确切疗效的，剔除有毒有害的，最终集结成书。遗憾的是，这些书很多后来一直没有再版，市场上也鲜有流传，导致昔日瑰宝被尘封多年。

为了使这一时期的珍贵药方不被丢弃泯灭，我们多方搜集 1955—1975 年间编纂的献方共 96 册。因为当时的献方运动是按照地区来开展进行，所以这些书也都是按照地区来编的，如河北省验方，山西省验方等。这样以地域为纲的编法，不便于现代人的阅读查用。所以，我们又把书中的献方顺序全部打乱，并按照常见疾病如胃病、哮喘等，重新编排成册，以更切合当今读者需求。

本着"有则多，无则少"的原则，本次整理出的这套丛书分为十辑，共 39 本。第一辑：呼吸系统常见疾病，共三本。第二辑：消化系统常见疾病，共六本。第三辑：泌尿系统常见疾病，共两本。第四辑：妇科常见病，共 7 本。第五辑：儿科常见病，共三本。第六辑：心脑血管常见疾病，共两本。第七辑：内分泌系统常见疾病，共两本。第八辑，其他常见病，共六本。第九辑：外科骨伤病，共三本。第十辑：五官科疾病，共四本。统一称为《1955—1975 全国中医献方类编》。

与市场上流行的很多药方出处不明也不知是否有效的方书不同，本套丛书最大特色就是献方的真实性，以及疗效的确切性。

之所以能这么肯定，还要从那场轰轰烈烈的全国献方运动说起。毫无疑问，那是一次全国范围内自上而下，深受当时政府重视的的中医运动。

1941 年 9 月，陕甘宁边区国医研究会召开第二次代表会议，与会中医献出治疗夜盲症、腹痛、心痛、花柳等病的祖传秘方十余种，这是中国共产党领导的中医工作中第一次公开献方，意在打破传统中医的保守风气，使验方、秘方能广泛传播，为民所用，并借此提高中医政治地位。

此后，边区组织各地召开医药研究会和医药座谈会，发现了很多模范医生，也公开了很多秘方。

1944 年，既是中医业者，又素为毛泽东所推重的陕甘宁边区政府副主席李鼎铭再次号召中医者公开各自的秘方。

1955 年 3 月召开的全国卫生科学研究委员会第一届第四次会议强调："……对中医中药知识和中医临床经验进行整理和研究，搜集和整理中医中药书籍（包括民间验方、单方），使它提高到现代的科学水平，是我们医学科学研究工作者的光荣任务。"从而明确指出要对献方进行整理研究并集结出版，全国各地均积极响应号召。

较早开展此项工作的是江苏省徐州市卫生局。1954 年10 月，徐州市卫生局聘请了 9 名经验丰富的中医对该地区所献验方进行甄审，并将这些验方分为三类：第一类是用于治疗常见病，且临床已证实有效；第二类是用于治疗常见病，临床上认为使用有效而尚未经科学证实者；第三类是治少见病或有离奇药，临床疗效不显著者。经过层层筛选，最后，仅从第一、二类验方中选出了 18 个确有实效的进行推广。

同样的，为确证献方疗效，杭州市卫生局组织中西医生进行共同讨论和分析；南通市则召开"中医验方试用座谈会"，由中医师介绍验方试用情况并进行讨论。

虽然全国各地对验方进行筛选的具体做法不尽相同，但都是稳妥而令人信服的。

1955年，江苏、福建两省出版了中医验方集。1956年，山西、江苏、河北、辽宁、黑龙江、福建6省相继出版了中医验方集；1957年，云南、四川、河南、广东、山东、陕西6省及西安市出版了中医验方集，河北、山西、黑龙江等省则出版了验方续集；1958年，广西、吉林、安徽、贵州、青海等省和重庆市、武汉市也组织出版了验方集，江苏、河南两省则出版了验方续集。

这些验方集出版后，都深受读者好评，一版再版。

1958年10月11日，毛泽东主席指出："中国医药学是一个伟大的宝库，应当努力发掘，加以提高。"于是，采集单方、验方、秘方之举由面向中医从业者迅速扩大为全国范围内的群众运动。可以说，此时的献方运动已经带有了强烈的政治色彩，各地"先后编出了数以百计的中医验方集"，献方数量之庞大令人震撼，但内容良莠不齐的情况也开始出现。

值得一提的是，由浙江中医研究所实验确证"蝌蚪避孕单方"无效的报道于1958年4月发表于《人民日报》，该报还在《编后》中告诫："民间单方在经过科学分析、实验和研究鉴定后再进行推广，才能对人民健康有所保证！"

同年11月，《人民日报》社论要求，"必须组织人力把这些民间药方分门别类地加以整理，并进行研究和鉴定"。说明当时已注意到，不经过细致的研究整理和验证就大事推广，是不妥当的。必须本着认真负责的态度，进行去粗取精和去伪存真的工作。

之后很长的时间里，全国各地整理出版的献方集基本遵循此原则，对药方的可靠性和有效性进行把关，不再一味追求多和全。如江西省中医药研究所整理出版的《锦方实验录》仅"精选了附有治验的 255 方"。

单方、验方、秘方既然多年来不断传承并在民间得以运用，必然有其独特的治疗价值，我们理应重视并将其传承推广下去。所以本套丛书按照常见疾病对献方进行分类归纳，相较当时对药方按照地域划分的方式，明显现在的编排更方便读者查找使用。

本着对献方者的尊重，方中的计量单位仍保留原样（多为钱、两），不予以修改。

中医"法可定，方无穷"，尽信方不如无方，故读者在查询使用时尽量能咨询相关专家，辨证论治与专病专方相结合。当然在本套丛书的编纂过程中，我们将含有毒性药物、国家现已明确规定不能使用药物的药方，以及带有明显迷信色彩的药方均一一进行剔除，希望能尽量保证本套书中献方的安全性和有效性，也希望这些目前看来仍不为大众熟知的单方、验方、秘方能早日为人民健康作出应有的贡献。

本套丛书从开始四处搜集资料到终于成书面世，历时近十年！原始资料的搜集、翻拍，对大量资料内容的进一步甄别、整理，每一册书中所收录验方的删选、归类，药物剂量的逐一核实，都花费了大量的时间和人力。在此，还要特别感谢提供资料的刘小军，不厌其烦整理内容、调整版式的郑杰，以及在成书过程中给予很多建议和方案的学苑出版社陈辉社长，感谢他们多年以来的支持和付出！

最后，希望这套颇具特色的验方系列丛书，能发挥出它们独特的治疗价值，并能得到应有的重视和广泛的传播！

学苑出版社　付国英

2019 年 6 月 11 日

目　　录

一、白带病

正常女子自青春期开始，肾气充盛，脾气健运，任脉通调，带脉健固，阴道内即有少量白色或无色透明无臭的黏性液体，此为生理性带下。

若带下量明显增多，或质和气味出现异常，即为带下病，俗称为白带病。很多妇科疾病，如阴道炎、宫颈炎、盆腔炎及妇科肿瘤等均可导致，应明确诊断，避免贻误病情。

【主治】 白带。

【方药】 沙参三钱

【用法】 研末，空心米汤送服。

【出处】 西宁上游公社医疗所李华如（《中医验方汇编》）。

【主治】 新久带下。

【方药】 松节三钱

【用法】 水煎服，一日一次。

【出处】 西宁第三门诊部马祥麟（《中医验方汇编》）。

【主治】 白带不止，精神疲乏形瘦食少。

【方药】 葵花秸

【用法】 水煎服，每服三至四钱，加红糖服。

【出处】 沽源县（《十万金方》第三辑）。

【主治】 白带。

【方药】 大贯众二两

【制法】 将毛去净，用好醋煮晒干为末。

【用法】 每日服二次，每服二钱，米汤送下。

【治验】 特效。

【出处】 易县刘洪恩（《十万金方》第三辑）。

【主治】 妇女白带，经年累月不愈者。

【方药】 带毛的鲜刺猬皮一张，炉火焙干为末

【用法】 每日服三次，每次服二钱，白水送下。

【出处】 束鹿县徐正卿（《十万金方》第十辑）。

【主治】 妇女白带。

【方药】 金丝草一两

【制法】 用干酒浸一夜（酒半斤），次日取出。

【用法】 水煎服。

【治验】 本人爱人患白带多年，服此药二剂全痊愈。

【出处】 唐山县陈玉海（《十万金方》第十辑）。

【主治】 妇女白带。

【方药】 白马毛（煅炭）三两

【用法】 共为细面。每服三钱，早晚空心服之，黄酒送下。

【出处】 安国县张家营村董振坤（《祁州中医验方集锦》第一辑）。

【主治】 白带。

【方药】 甘蔗根二两

【用法】 瘦猪肉四两炖服。

【出处】 长泰县杨德源（《采风录》第一集）。

【主治】 白带。

【方药】 龙眼树根二两

【用法】 瘦猪肉四两炖服。

【出处】 长泰县曾文辉（《采风录》第一集）。

【主治】 白带。

【方药】 桂元树根（二层皮）

【用法】 头一次水煎服，二三次和赤猪肉炖服。

【出处】 永泰县卫生工作者协会（《福建省中医验方》第二集）。

【主治】 白带。

【方药】 苍耳子根一两半

【用法】 同猪脚炖服。

【出处】 长汀县黄东汉（《福建省中医验方》第二集）。

【主治】 白带。

【方药】 白花乳豆（豌豆）根（干的）二两

【用法】 炖赤猪肉服，二三次可见效。

【出处】 德化县林信卓（《福建省中医验方》第二集）。

【主治】 白带。

【方药】 咸草

【用法】 水煎服。每天用量一两至两半。

【提示】 咸草，即绑东西用的草，可编草笠、草席。

【出处】 连江县陈逸梅（《福建省中医验方》第二集）。

【主治】 白带。

【方药】 节节草花—撮

【用法】 和猪肉或豆腐炖服。

【提示】 节节草花有消炎、解毒、祛湿的功效，治白带甚有效。

【出处】 莆田县李珍发（《福建省中医验方》第三集）。

【主治】 白带

【方药】 天云苓—两

【制法】 研为细末，用黄蜡溶化为丸。

【用法】 每服三钱，开水送下。

【禁忌】 忌食鸡肉。

【出处】 王景胜（《河南省中医秘方验方汇编》）。

【主治】 白带。

【方药】 鱼鳔四两

【制法】 将鳔切片，用砂土赤炒成珠，再研为细末。

【用法】 每服二钱，开水送下。

【出处】 张傅信（《河南省中医秘方验方汇编》）。

【主治】 白带。

【方药】 麻秆花若干

【制法】 焙干，研为细末。

【用法】 每日两次，每次二钱，清酒冲服。

【出处】 王登宵（《河南省中医秘方验方汇编》）。

【主治】 白带。

【方药】 新白果一百二十个

【制法】 放砂锅内煮熟。

【用法】 每日吃四十个，三日吃完。

【出处】 陈舜典（《河南省中医秘方验方汇编》）。

【主治】 白带。

【方药】 全蝎一两　重病用一两五钱。

【制法】 焙微黄，如果不焦再轻焙一次，研为细末，分作六包。

【用法】 每天服一包，晚上服，黄酒四两冲服（烧酒也可），服后用热豆秸灰盛碗中，暖肚脐，每服一次暖一次，服完可愈。

【提示】 如有反应，身上起疙瘩无妨。但本方似为治某種原因所致的白带，用时应慎重。

　　【出处】　濮阳豆荆山（《河南省中医秘方验方汇编》续一）。

　　【主治】　白带，伴见胃弱不食、四肢倦怠。

　　【方药】　贯众（炒黄色）四两

　　【制法】　研为细末。

　　【用法】　用红糖水冲服，常服为佳。

　　【提示】　原方服用量不明，兹拟每次服二钱至三钱。

　　【出处】　商专任永韬（《河南省中医秘方验方汇编》续二）。

　　【主治】　白带，伴见贫血、不思饮食。

　　【方药】　荞麦面

　　【制法】　烙为焦饼。

　　【用法】　每天吃六张，半月可止，不复发。

　　【出处】　商专丁继山（《河南省中医秘方验方汇编》续二）。

　　【主治】　白带。

　　【方药】　榆钱半斤

　　【制法】　研为细末。

　　【用法】　每日早晚各服五钱，开水送下，连服十日。

　　【禁忌】　酸辣食物。

　　【出处】　新专任金声（《河南省中医秘方验方汇编》续二）。

【主治】 白带。

【方药】 白果炒廿粒 黑豆四两

【用法】 水煎，空腹温服。

【出处】 代县王道章（《山西省中医验方秘方汇集》第三辑）。

【主治】 白带。

【方药】 乌鸡头（草药）。

【用法】 炖鸭子吃。

【出处】 奉节县王奇卿（《四川省医方采风录》第一辑）。

【主治】 白带。

【方药】 白木槿花根

【用法】 炖猪前蹄服。

【出处】 永川县中医座谈会（《四川省医方采风录》第一辑）。

【主治】 白带。

【方药】 白扁豆二两

【制法】 炒微黄，研末。

【用法】 用开水吞服，每次服一钱，每日服三次。

【出处】 南充县张东俊（《四川省医方采风录》第一辑）。

【主治】　白带。

【方药】　玉芙蓉四两

【用法】　炖白毛鸡服。

【出处】　江安县赵晴波（《四川省医方采风录》第一辑）。

【主治】　妇人白带。

【方药】　一方，爆腊树籽一两

二方，蚕砂一两

【制法】　一方，以乌肉鸡一只同炖。

二方，炒至老黄色研细。

【用法】　一方，分次内服。

二方，分数次早晚兑白酒服。

【出处】　顾骏发（《中医采风录》第一集）。

【主治】　白带。

【方药】　白桂花四两

【制法】　晒干研面。

【用法】　三日分服，白酒送下。

【出处】　胡文灿（《中医采风录》第一集）。

【主治】　白带。

【方药】　狗牙瓣四两

【制法】　用猪肉或鸡肉同炖。

【用法】　内服。

【出处】　王心一（《中医采风录》第一集）。

【主治】　月经后白带过多。

【方药】　干芙蓉花九钱

【制法】　研成细末。

【用法】　白糖水吞服，每次三钱。

【出处】　马玉珍（《贵州民间方药集》增订本）。

【主治】　白带。

【方药】　白艳山花根一两

【制法】　将药切细，与半肥瘦猪肉半斤文火煨炖。

【用法】　汤肉分两次服完。

【出处】　黄童璧（《贵州民间方药集》增订本）。

【主治】　白带。

【方药】　冬瓜仁

【制法】　炒研为末。

【用法】　每服五钱，日二次，米汤送下。

【出处】　监利县（《湖北验方集锦》第一集）。

【主治】　白带。

【方药】　白胭脂花根二两

【制法】　炖猪脚两只。

【用法】　内服汤肉，一次服完，连用三剂即愈。

【出处】　民间流行（《贵州民间方药集》增订本）。

【主治】　白带。

【方药】　初生鸡蛋一个　　白果二个

【用法】　鸡蛋一端开小孔，纳入白果，用纸封好，蒸熟吃。

【提示】　连服数次可愈。

【出处】　西宁铁路医院（《中医验方汇编》）。

【主治】　白带。

【方药】　冬瓜子三钱　冰糖一两

【用法】　冬瓜子研末，加冰糖，开水冲服，每日二次。

【出处】　西宁铁路医院（《中医验方汇编》）。

【主治】　白带（年久者）。

【方药】　黑豆一两　银杏一两

【用法】　水煎服，或研末开水冲服，每次二钱。

【出处】　大通中医进修班李朝盛（《中医验方汇编》）。

【主治】　白带（年久不愈）。

【方药】　黑豆一两　银杏一两

【用法】　共研细末，每服三钱，饭前开水冲服，一日二次。

【出处】　西宁中医院耿子元（《中医验方汇编》）。

【主治】　新久带下。

【方药】　花生米（不去内皮）四两　冰片三钱

【用法】　共为肉泥，每服三钱，一日一次，开水冲服。

【出处】　西宁第三门诊部马祥麟（《中医验方汇编》）。

【主治】　妇女白带。

【方药】　凤凰眼（即椿树荚子）二两　红糖二两

【制法】　将此药用火焙干研面，与红糖调合在一起。

【用法】　每服三钱，白开水送下，三次有效。

【出处】　无极县（《十万金方》第一辑）。

【主治】　白带。

【方药】　海螵蛸五钱　刺猬皮（炒黄）五钱

【制法】　共为细末。

【用法】　每服五钱，早晚各服一次。

【出处】　阳原县薛志忠（《十万金方》第一辑）。

【主治】　白带。

【方药】　羚羊血一钱　地肤子（炒）三钱

【制法】　共为细末。

【用法】　黄酒送下。

【治验】　特效。

【出处】　无极县张忠信（《十万金方》第一辑）。

【主治】　白带。

【方药】　炒白芍二两　干姜五钱

【制法】　共为细末。

【用法】　内服，蜜水调服，每次三钱，七日愈。

【出处】　安平县甄敬东（《十万金方》第三辑）。

【主治】　妇女白带。

【方名】　白带验方

【方药】　鸡子二个　艾叶二两

【用法】　一同水煮，吃鸡蛋连吃三天。

【出处】　宁晋县李古峰（《十万金方》第三辑）。

【主治】　白带。

【方药】　白果二两　大黑豆四两

【制法】　将白果炒去皮，大黑豆炒熟。

【用法】　煎服，分三日用。

【出处】　阳原县张采轩（《十万金方》第三辑）。

【主治】　白带。

【方药】　鸡蛋一个　硫磺五分为末

【制法】　将鸡蛋破一小孔，入硫黄末，纸封蛋孔，慢火炙焦。

【用法】　空腹服黄酒送下，早晚各服一个，数月即愈。

【出处】　青龙县孟昭云（《十万金方》第十辑）。

【主治】　妇女白带。

【方药】　臭椿皮二两　棉花子五钱

【用法】　捣碎，加红白糖各一钱，水煎服，发汗即愈。

【出处】　深县（《十万金方》第十辑）。

【主治】　妇女带下。

【方药】　荞麦面四两　鸡子清一个

【用法】 共为丸，梧桐子大，每服五十丸，白水送下。
【出处】 安国县伍仁桥医院张景贤（《祁州中医验方集锦》第一辑）。

【主治】 白带。
【方药】 石灰二两　茯苓二两
【用法】 共为细面，水为小丸，绿豆大，每服三十丸，白水送下。
【出处】 安国县伍仁桥医院张景贤（《祁州中医验方集锦》第一辑）。

【主治】 白带。
【方药】 水飞白石灰一两　白茯苓二两
【用法】 共为细面，水作小丸如绿豆大，每服三十丸，每日早晚食前白水送下。
【注意】 用此药要有信心，用至带止停药。
【禁忌】 生冷辛辣之食物。
【出处】 安国县医院陈善基（《祁州中医验方集锦》第一辑）。

【主治】 白带。
【方药】 艾叶五钱　鸭蛋一个
【用法】 鸭蛋带壳同艾叶煮，每日食一次。
【提示】 《小品方》、《袖诊方》有载，均用鸡蛋。
【出处】 厦门市盛载培（《福建省中医验方》第二集）。

【主治】 白带。

【方药】 两方任选一方。

①鸡蛋一个 硫黄三分

②古月五分 百草霜一钱 干姜一钱

【用法】 ①将鸡蛋凿一小孔，从小孔放入硫黄，调匀后封好小孔，蒸熟，空心食下即愈。

②和鸡蛋一个，蒸汤服下。

【禁忌】 带下夹杂、有臭气，或患有子宫癌、子宫炎、黄带、赤带者皆不可用。

【出处】 上杭县曾武礼（《福建省中医验方》第三集）。

【主治】 白带。

【方药】 煅海螵蛸 炒莲子肉各三钱

【用法】 研末，冲酒服。

【出处】 莆田县萧文煌（《福建省中医验方》第三集）。

【主治】 白带。

【方药】 鸡蛋五个 荞麦面若干

【制法】 用鸡蛋清和荞麦面调匀为丸如豆大。

【用法】 每服五钱，开水送下。

【出处】 姬显荣（《河南省中医秘方验方汇编》）。

【主治】 白带。

【方药】 白果（去皮）一斤 烧酒一斤

【用灶】 放砂锅内煮熟。每日斟酌食之。

【出处】 崔明德（《河南省中医秘方验方汇编》）。

【主治】　白带。

【方药】　棉子二两　红糖一两

【制法】　棉子于锅上焙黄，用水煎。

【用法】　红糖冲服。

【出处】　刘振山（《河南省中医秘方验方汇编》）。

【主治】　白带。

【方药】　石灰（风化）二斤　香白芷一斤

【制法】　先将石灰用水搅匀澄清，再将白芷泡入石灰水中，三日捞出晒干，研为细末。

【用法】　每早晨开水送服三钱。

【出处】　王殿祥（《河南省中医秘方验方汇编》）。

【主治】　白带。

【方药】　鸭蛋（去黄取清）七个　高粱花（无花用高粱面，焙干为末）

【制法】　用蛋清和高粱花末成块，装入七个鸭蛋壳内，用湿纸包好，再用火焙焦。

【用法】　每日服一个，两回分服。

【出处】　内黄黄云现（《河南省中医秘方验方汇编》续一）。

【主治】　白带。

【方药】　豆腐一斤　硫黄一两

【制法】　将豆腐分成三块，挖成槽，填入硫黄盖住，锅内铺上一指厚的稻草，将豆腐放在稻草上，加水以淹住豆腐为度，煮三四小时将硫黄取出为面。

【用法】 每服三钱，开水送下。

【出处】 安阳郭培基（《河南省中医秘方验方汇编》续一）。

【主治】 白带。

【方药】 古石灰半斤　白术二两

【制法】 共为细末。

【用法】 每服三钱，早晚各一次，开水送下。

【出处】 许昌胡俊岭（《河南省中医秘方验方汇编》续一）。

【主治】 白带。

【方药】 硫黄四两　豆腐一块

【制法】 将硫黄入豆腐内，煅一炷香时，取出为末，分作两付。

【用法】 每次服一付，用白果十个，白豇豆四两，煎汤送服。三剂可愈。

【提示】 硫黄量太大，可视病情酌量减少用量。

【出处】 许昌李鸿文（《河南省中医秘方验方汇编》续一）。

【主治】 白带，伴见月经提前错后不定期，肌瘦面黄，白带终年不断。

【方药】 枯白矾末三钱　生蜜一两　炼至滴水成珠

【制法】 将枯矾末和入炼蜜内，作为三丸。

【用法】　每晚纳阴道内一丸，轻者一料、重者两料可愈。

【出处】　商专冷洪勋（《河南省中医秘方验方汇编》续二）。

【主治】　白带。

【方药】　白矾（烧枯研细）三分　杏仁（去皮、研细）一分

【制法】　将二味用炼蜜一两，和为三个丸子。

【用法】　每晚睡时纳入阴道一个，轻者一料即愈，重者多用。

【出处】　商专李伯勤（《河南省中医秘方验方汇编》续二）。

【主治】　白带。

【方药】　白扁豆八两为末　红白糖各四两

【制法】　三味用水煮至扁豆熟为度。

【用法】　分两次食尽即愈。

【出处】　商专进修班（《河南省中医秘方验方汇编》续二）。

【主治】　白带。

【方药】　白扁豆秆一两　鸡蛋五个

【制法】　将白扁豆秆煎水，鸡蛋五个打入，煮成合泡。

【用法】　每天早起服之，连服数日即愈。

【出处】　商专王文馥（《河南省中医秘方验方汇编》续二）。

【主治】 白带。

【方药】 硫黄末三分 鸡蛋一个

【制法】 将鸡蛋开一孔去清留黄，装入硫黄末，面糊将鸡蛋包住，放灰火内烧熟。

【用法】 配黄酒食之，每天吃一个。

【出处】 新专李同升（《河南省中医秘方验方汇编》续二）。

【主治】 白带。

【方药】 鸡蛋（清）一个 硫磺一钱

【用法】 将蛋内装硫磺，外用醋调泥固封。烧干去泥皮为末，一次服，黄酒送下，重者五个、轻者三个，即愈。

【出处】 临汾郝逸民（《山西省中医验方秘方汇集》第三辑）。

【主治】 长期白带。

【方药】 熟石灰两 茯苓二两

【制法】 共研细末，水丸如豆大。

【用法】 空心，每早开水送下二十丸。

【出处】 忻县杨敬轩（《山西省中医验方秘方汇集》第三辑）。

【主治】 白带。

【方药】 向日葵茎（去粗皮用心）一两 枣子十个

【用法】 水煎服。

【出处】 威远县中医研究组（《四川省中医秘方验方》）。

【主治】 白带。

【方药】 刘寄奴一大束　白芷一两

【用法】 炖猪粉肠服。

【出处】 威远县中医研究组（《四川省中医秘方验方》）。

【主治】 白带。

【方药】 方一：三百草二至三两　炖猪肉服。

方二：鸡冠花　三百草　炖猪肉服。少放盐。

【出处】 什邡县中医代表会（《四川省医方采风录》第一辑）。

【主治】 白带。

【方药】 白果仁三颗　鸡蛋一个

【用法】 蛋上端开一小孔，将白果仁放入蛋内，用白布封口，置饭内蒸熟吃。

【出处】 南充县田奇方（《四川省医方采风录》第一辑）。

【主治】 妇女白带。

【方药】 白芷二两　乌贼骨二两

【制法及用法】 白芷用石灰二两泡水浸一星期，洗净晒干，与乌贼骨共为细末，灰面为丸，早晚冲服一次。

【提示】 本方白芷与乌贼骨治白带均有效。惟白芷以石灰水浸，其效更优，因石灰含钙质，有抑制分泌之作用。

【出处】 何伯燻（《成都市中医验方秘方集》第一集）。

【主治】　白带。

【方药】　白凤仙花根四两　猪蹄一个

【制法及用法】　将根洗净和猪蹄炖服。

【禁忌】　辛、辣、烟、酒。

【提示】　凤仙花又名指甲花，有红白二种，能活血消积，根叶散血通经、软坚透骨，此以白色者治白带，意在白者入气、红者入血，但不论红白，主要在通经、行瘀、活血，故有疗效。

【出处】　吴慎思（《成都市中医验方秘方集》第一集）。

【主治】　妇女白带。

【方药】　地瓜（不拘多少）　鸡眼（即鸡的眼睛）

【制法及用法】　以地瓜炖鸡眼，内服。

【提示】　本方为民间所传之白带效方，简单有效。

【出处】　张澄庵（《成都市中医验方秘方集》第一集）。

【主治】　白带久不止，头昏眼花者。

【方药】　金樱子根五钱或一两　乌肉鸡一只

【制法】　把鸡缢死去毛脏，再将樱根切细装入鸡腹，加白酒二斤，同烧至鸡烂为度。

【用法】　吃鸡肉，汤分数次服。

【出处】　杜文品（《中医采风录》第一集）。

【主治】　白带。

【方药】　黄芪一两　白芷五钱

【制法】　研面。

【用法】　兑甜酒分服。
【出处】　刘芳品（《中医采风录》第一集）。

【主治】　白带。
【方药】　白耳子　白糖各四两
【制法】　同蒸。
【用法】　内服。
【出处】　陈巨伯（《中医采风录》第一集）。

【主治】　白带白浊久不愈，形瘦气虚。
【方药】　鸡蛋一个　大黄末五分
【制法及用法】　将蛋顶打破，灌入大黄末，以纸封好煨熟。每日一个空心服下，重症十余个效。
【出处】　安义卫协分会黄淮清（《江西省中医验方秘方集》第三集）。

【主治】　白带。
【方药】　乌豆五两　鸡蛋四枚
【用法】　先将乌豆煮汁成熟，再把鸡蛋敲破放在乌豆中，约十分钟上下，取而食之。
【出处】　李正人（《崇仁县中医座谈录》第一辑）。

【主治】　白带。
【方药】　石莲子五钱　云苓一钱　研细末
【用法】　每服三钱，黄酒引。
【出处】　王绪钦（《大荔县中医验方采风录》）。

【主治】 妇女白带。

【方药】 石莲子二两 煅牡蛎粉一两

【制法】 共为细末。

【用法】 年久者每服一钱，近得者每服五分，用红糖水冲服。

【出处】 西安市中医进修班马学成（《中医验方秘方汇集》）。

【主治】 白带。

【方药】 何首乌五钱 渊头鸡三钱

【制法】 加水煎汤。

【用法】 内服。

【出处】 马玉珍（《贵州民间方药集》增订本）。

【主治】 白带。

【方药】 万年青一两 白艳山花根五钱

【制法】 炖猪肉半斤。

【用法】 内服。

【出处】 杨济中（《贵州民间方药集》增订本）。

【主治】 妇女白带。

【方药】 白芍一两 白蔹一两

【制法】 共研为末。

【用法】 日服三次，每次三钱，用酒送下。

【出处】 孝感专署（《湖北验方集锦》第一集）。

【主治】　妇女白带。

【方药】　槐花（炒）　牡蛎（煅）各等分

【制法】　共为细末。

【用法】　每服三钱，日服二次，开水吞下。

【出处】　孝感专署（《湖北验方集锦》第一集）。

【主治】　白带。

【方药】　海螵蛸八钱　大贝母二钱

【制法】　共研细末。

【用法】　分二次，用开水冲服。

【出处】　天门县（《湖北验方集锦》第一集）。

【主治】　白带。

【方药】　芭蕉兜四两　月季花二两

【制法】　上药炖刀口肉半斤。

【用法】　连服数次。

【出处】　恩施专署（《湖北验方集锦》第一集）。

【主治】　白带。

【方药】　炒槐花一两　煅牡蛎二两

【制法】　共研细末。

【用法】　温酒服，每日二次，每次三钱。

【出处】　郧西县（《湖北验方集锦》第一集）。

【主治】　白带。

【方药】　倒扎花根（雅葱）五钱　白鸡冠花五钱

【制法】 加水煎汤一小碗。

【用法】 内服汤剂。

【出处】 王俊夫（《贵州民间方药集》增订本）。

【主治】 处女白带过多。

【方药】 金毛狗脊（燎去毛）一两　白蔹一两　鹿茸（酒蒸，焙干）二两

【用法】 研为细末，用艾煎醋汁打糯米糊为丸，如梧桐子大，每服五十丸，空腹时温黄酒送服。

【出处】 西宁铁路医院王文章（《中医验方汇编》）。

【主治】 白带。

【方药】 白鸡冠花三钱　椿根皮三钱　粉草薢三钱

【用法】 水煎服，每日二次。

【出处】 西宁铁路医院（《中医验方汇编》）。

【主治】 白带。

【方药】 棉子四两　莲房五钱　紫河车一钱　黄酒引

【制法】 棉子煅炭，莲房煅炭，紫河车砂锅煅黄，共为末。

【用法】 每服五分至一钱，黄酒冲服。

【出处】 安国县崔翰屏（《十万金方》第十辑）。

【主治】 妇女白带。

【方药】 生山药四两　风化石灰一两　黄柏一两

【制法】 共为细面，水丸。

【用法】 每服二钱，白水送下。

【出处】 唐山市王子玉（《十万金方》第十辑）。

【主治】 白带。

【方药】 红枣十粒　乌豆二两　银杏二十粒

【用法】 水一碗二分，煎五分服。

【出处】 陈士可（《采风录》第一集）。

【主治】 白带。

【方药】 乌豆四两　红糖二两　气酒四两

【用法】 乌豆水熬熟，加上红糖、气酒和服。

【出处】 南靖县超美人民公社金联耕作区王雨水（《采风录》第一集）。

【主治】 白带。

【方药】 银杏七粒　鸡冠花三钱　椿皮三钱

【用法】 水酒各半碗，炖雄鸡服。

【出处】 南靖县乘东风社船场李云崇（《采风录》第一集）。

【主治】 白带。

【方药】 益母草一两　当归五钱　鹿角霜二钱

【用法】 水酒各半碗，炖服。

【出处】 王雨水（南靖县超美公社）（《采风录》第一集）。

【主治】 白带。

【方药】 银杏五钱　蜜冠花三钱　龙眼花二钱

【用法】 水酒各半碗，炖猪蹄服。

【出处】 长泰县卫协会（《采风录》第一集）。

【主治】 白带。

【方药】 新鲜白果二十一颗　鸡蛋清二个　川贝母研粉，一钱半

【用法】 白果煎汤，冲鸡蛋清和川贝粉服。

【出处】 厦门市陈贞春（《福建省中医验方》第二集）。

【主治】 白带。

【方药】 血余炭二钱　海螵蛸三钱　白芷一钱

【用法】 研末，每次一钱，开水送下。早晚空腹各服一次，连服三剂。

【出处】 厦门市许秉钧（《福建省中医验方》第二集）。

【主治】 白带。

【方药】 两方任选一方。

①生棕心　川萆薢　无根草

②龙眼树第二层皮（剥去外皮）

【用法】 炖猪小肠服，可愈。

【出处】 漳州市萧龙山（《福建省中医验方》第三集）。

【主治】 白带。

【方药】 云苓一两　龙骨三钱　陈石灰一两

【制法】　共为细末。

【用法】　每早晚各一次，每次一钱，开水送下。

【出处】　梁文明（《河南省中医秘方验方汇编》）。

【主治】　白带。

【方药】　白果（去皮）四两　黑豆半斤　大枣十二两

【制法】　放入砂锅内煮，以豆熟为度。

【用法】　每日服两三次，每次服一小茶碗，连汤饮之。

【出处】　郑瀛洲（《河南省中医秘方验方汇编》）。

【主治】　白带。

【方药】　生山药四两　炒山药四两　黄芩一两

【制法】　共为细末。

【用法】　每次服一两，一日三次，空心服，一周见效。

【出处】　洛阳李新维（《河南省中医秘方验方汇编》续一）。

【主治】　初起白带。

【方药】　椿根白皮一两　鲜茅根一把　血见愁一把

【制法】　水煎。

【用法】　内服。

【出处】　南乐马普骏（《河南省中医秘方验方汇编》续一）。

【主治】　白带。

【方药】　马齿苋一撮　白果仁七个　鸡蛋清三个

【制法】　先将前二味合捣，再加入鸡蛋清中，用开水冲熟。

【用法】　内服，三四次可愈。

【出处】　滑县班绰然（《河南省中医秘方验方汇编》续一）。

【主治】　白带。

【方药】　陈石灰一两　云苓一两　龙骨三钱　重者多加石灰。

【制法】　水煎。

【用法】　内服。

【出处】　商专宋应田（《河南省中医秘方验方汇编》续二）。

【主治】　白带。

【方药】　白石榴花五钱　红糖二两　黄酒二两

【制法】　先将石榴花用水一碗煎至关碗，滤汁加入红糖黄酒。

【用法】　每晚温服一次，服三四剂可愈。

【出处】　新专黄文祥（《河南省中医秘方验方汇编》续二）。

【主治】　白带。

【方药】　白鸡冠花四钱　白扁豆花四钱　白果仁七个捣烂

【制法】　水煎。

【用法】　内服。

【出处】 新专王庆修（《河南省中医秘方验方汇编》续二）。

【主治】 白带。

【方药】 鸡蛋十个　每个蛋内加龙骨八分　枯矾二分

【用法】 搅匀封口蒸食。

【出处】 临县李福昌（《山西省中医验方秘方汇集》第三辑）。

【主治】 白带不绝，久治无效者。

【方药】 白马蹄　禹余粮　龙骨各等分

【用法】 以上药共为细末，炼蜜为丸，如梧桐子大，每次十丸，空心酒下。

【出处】 重庆市中医进修学校姚模卿（《四川省中医秘方验方》）。

【主治】 白带。

【方药】 红、白苋菜　白鸡冠花各一两

【制法】 煎油汤。

【用法】 内服。

【出处】 胡明达（《中医采风录》第一集）。

【主治】 白带。

【方药】 山萝卜　隔山消　白鸡冠花各等分

【制法】 用猪肉同炖。

【用法】 内服。

【出处】　张泽洲（《中医采风录》第一集）。

【主治】　白带。

【方药】　白胡椒三钱　荜茇一钱　海带四两

【制法】　同煎。

【用法】　内服。

【出处】　刘济美（《中医采风录》第一集）。

【主治】　白带绵绵，久治不愈者。

【方药】　白马蹄　禹余粮　龙骨

【制法】　研面，炼蜜为丸如桐子大。

【用法】　每次十丸，在空腹时白酒送下。

【出处】　王心一（《中医采风录》第一集）。

【主治】　白带。

【方药】　煨斗芍一两　姜炭　硫磺（精制）各五钱

【制法】　碾面。

【用法】　七日分服，以甜酒汁送下。

【出处】　杨厚光（《中医采风录》第一集）。

【主治】　白带。

【方药】　三百根（草药）　巴戟各一两　小母鸡（去毛脏）
一只

【制法】　同炖。

【用法】　取鸡肉和汤分次内服。

【出处】　姜兴纯（《中医采风录》第一集）。

【主治】 白带。

【方药】 野黄花根四两　生姜五钱　猪边油二两

【制法】 和鸡肉同蒸。

【用法】 内服。

【出处】 吴明远（《中医采风录》第一集）。

【主治】 白带。

【方药】 荞麦粉（炒至金黄色）一斤　鸡蛋清十个　甘草末二两

【制法】 上药和温水调匀为丸，以能吞为度，晒干待用。

【用法】 每日早晚各一次，用温开水吞下，每次一两。

【治验】 易其英，女，三十八岁，住张家乡桥上村，1953 年 12 月间就诊。自诉病已八年，曾服很多药无效，每发作时，阴道有黄白色片状物流下，并有烧灼疼痛，感小腹胀痛，平素也有白带流下，头晕目眩等症状。诊之脉弦，两手指尖冷，食欲不振，容颜苍白，周身略有发热，以上方一料服完病愈，至 1954 年 11 月间生一女孩。

【提示】 本方有清湿热、止带浊的作用，用药简便而效用确实。惟每次服丸一两，吞服较难，可改为开水化开后服。

【出处】 新余县廖韶光（《锦方实验录》）。

【主治】 白带。

【方药】 千层塔七朵　灯心草一撮　白糖二两

【制法及用法】 以水一碗煎成半碗，空心服之。

【治验】　一妇女白带如注，已数十日，以此方服之，三
次告愈。

【出处】　波阳皇冈卫协支会刘炳炎（《江西省中医验方
秘方集》第三集）。

【主治】　白带。

【方药】　穿心莲五钱　赤芍三钱　走马胎皮三钱

【制法】　加水两小碗，煎汤一小碗。

【用法】　内服。

【出处】　田明德（《贵州民间方药集》增订本）。

【主治】　白带。

【方药】　白果二钱　槐米四钱　牡蛎五钱

【制法】　水煎。

【用法】　一日量，分二次服。

【出处】　孝感专署（《湖北验方集锦》第一集）。

【主治】　妇女白带经常不净。

【方药】　鱼鳔胶五钱　白糖二两　猪肉半斤

【制法】　上药同猪肉煨熟。

【用法】　日服食三次。

【出处】　孝感专署（《湖北验方集锦》第一集）。

【主治】　妇女白带时下。

【方药】　硫磺一两　萝卜一个　白芍五钱

【制法】　萝卜挖一孔，将硫磺研末入萝卜内，用火灰煨

一天一夜，除去硫磺，将白芍与萝卜共研细末。

【用法】　每服一钱，用温开水送下。

【出处】　恩施专署（《湖北验方集锦》第一集）。

【主治】　妇女白带。

【方药】　化带丸：黄芪一两五钱　焦术三两　防风五钱

【用法】　共为细面，蜜丸三十丸。每服一丸，白水送下。

【出处】　梅河口张永富（《吉林省中医验方秘方汇编》第三辑）。

【主治】　妇女白带。

【方药】　红木槿花蒂廿个　红血皮菜四两　棉花秆头廿个

【用法】　鸡肉炖食。

【出处】　威远县中医研究组（《四川省中医秘方验方》）。

【主治】　白带。

【方药】　炮姜一两　广木香（炙）二两　丁香五钱　白黑糖四两

【用法】　研成细末，每晨空心开水送服，每次三钱。

【出处】　大通中医进修班李国梁（《中医验方汇编》）。

【主治】　白带。

【方药】　六月雪一两　莲须一两　金樱子一两　芡实一两

【用法】　共研为末，每服五钱，白糖调服，一日二次。

【出处】　西宁中医院王慕康（《中医验方汇编》）。

【主治】 妇人白带，日久不愈。

【方药】 红枣一斤 棉花子仁一斤去油 白果仁一斤去心 郁李仁四两去油

【制法】 上药共捣如泥，为丸，每丸三钱重。

【用法】 每服三钱，酒为引，白开水送下，每日两次服用。

【出处】 保定市刘搏儒（《十万金方》第十辑）。

【主治】 专治寒带白带。

【方药】 干姜 建曲各二两 黑古月二两 白砂糖或红砂糖用量与药量相等

【制法】 共为面，白带加红糖，红带加白糖，红白带红白糖各半。

【用法】 每服五分至一钱，服后多饮水，或以水漱口更好，服后口唇起泡但无妨碍，几天就好了。

【治验】 唐付乡长的爱人，患白带病，曾注射青苗素无效，服此药全愈。

【出处】 景县李容川（《十万金方》第十辑）。

【主治】 白带。

【方药】 明矾三钱 牡蛎三钱 龙骨三钱 大黄一钱半 石连子五钱

【用法】 清水煎服。

【出处】 安国解营村徐海波（《祁州中医验方集锦》第一辑）。

【主治】 白带。

【方药】 焦术一两 茯苓一两 泽泻一两 椿根皮一两

【用法】 共为细面，每服三钱，白开水送下。

【加减】 如白带有腥臭气味，加川军二两，木鳖子一两去皮，共为细面，一服四钱，早晚吃。

【出处】 安国先锋公社医院陈殿卿（《祁州中医验方集锦》第一辑）。

【主治】 白带。

【方药】 车前子二钱 鸡冠花二钱 茯苓二钱 白术二钱

【用法】 猪心一个，水适量，炖二小时服。

【出处】 长泰县曾文辉（《采风录》第一集）。

【主治】 白带。

【方药】 红枣一斤，煮去皮核 棉花子仁一斤，去油 白果一斤，去壳心 煮郁李仁四两，去油

【用法】 共捣为丸，每服三钱，陈酒送下。

【出处】 长乐县林冠人（《福建省中医验方》第二集）。

【主治】 寒证带下。

【方药】 赤石脂一两 龙骨一两 胶珠一两 干姜一两

【制法】 共为细末，蜜制为丸。

【用法】 每服三钱，开水送下。

【出处】 李馨远（《河南省中医秘方验方汇编》）。

【主治】 白带。

【方药】 当归尾三钱　艾叶炭一钱半　红花一钱半　椿根白皮炭三钱

【制法】 水煎滤汁，加黄酒二两。

【用法】 内服。

【出处】 清丰蒋枫春（《河南省中医秘方验方汇编》续一）。

【主治】 白带。

【方药】 当归二钱　升麻钱半炒　云苓一两　五倍子八钱

【制法】 水煎。

【用法】 内服（无副作用）。

【出处】 长垣陈信然（《河南省中医秘方验方汇编》续一）。

【主治】 白带阴痒。

【方药】 蛇床子三钱　地骨皮一两　白矾一钱　川椒二钱

【制法】 共为末，熬水一盆。

【用法】 每天晚上用所熬药水洗患处一次，数次可愈。

【出处】 安阳陈珍汉（《河南省中医秘方验方汇编》续一）。

【主治】 白带。

【方药】 茅术五钱　白芍三钱　川芎三钱　牡蛎五钱

【制法】 共为细末。

【用法】 每服一钱，开水送下，每日早晚各服一次。

【出处】　商水周廷岑（《河南省中医秘方验方汇编》续一）。

【主治】　白带。

【方药】　红鸡冠花二两　陈莲叶一片　豆腐八两　黑白糖各二两

【制法】　前二味水煎滤汁，再加入豆腐、黑白糖略温。

【用法】　吃豆腐喝药汁，立效。

【出处】　商专进修班（《河南省中医秘方验方汇编》续二）。

【主治】　白带。

【方药】　熟地二钱　于术一两　木槿花一两　全当归一两

【制法】　水煎。

【用法】　内服五六剂可愈。

【出处】　光山余德门（《河南省中医秘方验方汇编》续二）。

【主治】　白带。

【方药】　羊角老子　鸡冠花　白果仁　鹿角霜

【用法】　共煮鸡蛋吃。

【出处】　湘乡县中医（《湖南省中医单方验方》第一辑）。

【主治】　白带。

【方药】　白术五钱　黑补骨脂五钱　薏苡一两　灰面半斤

【用法】　火炒微黄，共研细末，和白糖开水冲服。

【出处】　华容县中医张祯祥（《湖南省中医单方验方》第二辑）。

【主治】　慢性白带，腰酸疼痛。

【方药】　杜仲八钱　补骨脂四钱　蝉蜕三钱　精肉四钱

【用法】　炖服。

【出处】　长沙县高桥乡中医李绍溥（《湖南省中医单方验方》第二辑）。

【主治】　白带。

【方药】　方一：锁阳三钱　鹿角霜三钱　龙骨三钱　银杏七个　用水煎后兑甜酒服，每日服三次。

方二：鬼点灯　生姜　炖猪颈肉服。

【出处】　崇宁县中医代表会（《四川省医方采风录》第一辑）。

【主治】　白带。

【方药】　方一：西洋参一钱　银鱼二两　淡菜二两　炖冬苋菜根服。

方二：广明参一两　广百合一两　银杏一两　滑石六钱　将上药共研成细末。早晚各服一汤匙，早晨用米汤服，晚上用白开水服。

方三：广百合四两　银杏四两　桂圆二两　上药和红糖炖猪小肚子服。青年人加益母草，老年人加白鸡冠花二两，若有红带则加红鸡冠二两。

【出处】 开县中西医代表会（《四川省医方采风录》第一辑）。

【主治】 白带。

【方药】 方一：洋硫磺五钱 乌贼骨三钱 破故纸五钱 白鸡冠花四钱 研为细末，蒸鸡蛋服。

方二：金腰带（即赶山鞭）五钱 三百草四钱 六蛾抱珍珠五钱 用水煎，兑甜酒服。

【出处】 温江县张习儒（《四川省医方采风录》第一辑）。

【主治】 白带。

【方药】 玉簪花一两 白鸡冠花一两 白鲜皮一两 全光六钱

【制法】 共研为末。

【用法】 每次服二钱，用鸡冠油蒸服。

【出处】 大竹县程云丰（《四川省医方采风录》第一辑）。

【主治】 妇女白带长期不止，少腹冷痛，身体虚弱者。

【方药】 鹿角霜二两 土硫黄（为末）二两 白芍四两 阳起石一两

【制法】 用砂锅一个，锅内铺稻草，再放入豆腐一大块，放在草上，豆腐当中挖一小孔，纳硫黄末入内，再将挖出豆腐盖好，再将稻草盖在豆腐上，加水煮一小时，务用稻草挤紧豆腐，不令硫磺遗出，一小时后，去豆腐，取出硫磺。然后把白芍用湿纸包好，火上煨熟，和硫磺捣如泥，再加鹿角霜、阳起石为细末，和为丸剂。

　　【用法】　每次服一钱，白酒送下，至白带止为度。

　　【出处】　重庆市中医进修学校陈明道（《四川省中医秘方验方》）。

　　【主治】　女人白带（体健者）。

　　【方药】　银杏（去光）五钱　商陆六钱　鸡冠花五钱　石桶皮四钱

　　【制法】　水煎。

　　【用法】　内服。

　　【出处】　王心一（《中医采风录》第一集）。

　　【主治】　白带。

　　【方药】　黑豆　黑芝麻　核桃肉　冰糖

　　【制法】　用猪胰脂油同蒸。

　　【用法】　内服。

　　【出处】　吕崇信（《中医采风录》第一集）。

　　【主治】　白带。

　　【方药】　芡实六钱　制硫黄　白芍　黄精子各四钱

　　【制法】　研面。

　　【用法】　分次兑酒或猪油汤同服，每次服一杯，常服有显效。

　　【出处】　徐金山（《中医采风录》第一集）。

【主治】 白带。

【方药】 广甘石　龙骨　牡蛎　菟丝子各五钱

【制法】 研面。

【用法】 用猪油和白糖蒸服。

【出处】 (《中医采风录》第一集)。

【主治】 白带。

【方药】 洋参三钱　白芷　芡实各一两　白耳子五钱

【制法】 研面。

【用法】 分次蒸服。

【出处】 任克生 (《中医采风录》第一集)。

【主治】 白带。

【方药】 芡实　怀山各一两　广牡蛎　乌贼骨各五钱

【制法】 研面。

【用法】 每次三钱，同猪油蒸服。

【出处】 王心一 (《中医采风录》第一集)。

【主治】 白带。

【方药】 白鸡冠花三两　陈酒六两　冰糖半斤　白果肉十二粒

【用法】 上药，多加水煎服。

【加减】 赤带加樗根皮八钱。

【提示】 本方为著名的民间验方，白鸡冠花有治痔漏、赤白带之功，白果能治疳瘰阴虱，两者相辅，对因虫蚀而引起的带下缠绵，当有一定疗效。

【出处】 杭州市叶熙春（《浙江中医秘方验方集》第一辑）。

【主治】 白带。

【方药】 灰猫条根五钱　白鸡冠花五钱　牛膝五钱　阳雀花根五钱

【制法】 各药共用醋炒，再加水及醋各半，煎汤半小碗。

【用法】 一日三次，分服。

【出处】 古少清（《贵州民间方药集》增订本）。

【主治】 白漏。

【方药】 马蹄丸：白马蹄（炙、焙）六两　龙骨一两五钱　乌鲗骨一两　白僵蚕一两　赤石脂一两

【用法】 共研细末，炼蜜为丸，如梧桐子大。每次十五丸，饭前温酒冲服，一日二次。

【禁忌】 孕妇忌服。

【出处】 西宁中医院耿子元（《中医验方汇编》）。

【主治】 白带不痛不痒，经常带多，小腹冷痛，四肢无力。

【方名】 白带饼

【方药】 全蝎五钱　穿山甲一两　蜈蚣十条　白胡椒一百粒　山药四两

【制法】 共碾细面，再入乳钵研细，合为小饼，每个饼重五分，共配成四十个。

【用法】 每次服一片（重五分），日服三次，吃完为止，带症自无。

【治验】 西楼底村王某某患白带病，腰酸四肢无力，少腹冷痛，用此方白带即止。

【出处】 安国县高天佑（《十万金方》第十辑）。

【主治】 白带。

【方药】 全虫五钱 蜈蚣十条 山甲一两 古月一百粒 山药四两

【用法】 共研极细面，用稀薄面糊拌之造成饼，每饼重五分，一日三次，共配四十个饼，吃完为止，带自无。服过五日后，自觉下部反热，日减少。

【治验】 西娄底村王某某患白带三年，每在尿后排出玻璃样黏液，用此饼四十个，白带停止。

【出处】 安国先锋公社医院高天佑（《祁州中医验方集锦》第一辑）。

【主治】 白带。

【方药】 白鸡冠花 车前子 菟丝子各三钱 白术二钱半 枯心黄芩二钱

【用法】 水煎服。

【提示】 本方即仁存堂方，去云苓加菟丝子。

【出处】 福清县俞慎初（《福建省中医验方》第二集）。

【主治】 白带。

【方药】 四制香附四两 醋淬牡蛎四两 糯米饭四两 胡

桃肉（去膜）四两　银杏仁（去膜）四两

【用法】　香附、牡蛎研末，糯米饭、银杏、胡桃共杵烂，开水调成丸。用猪肚汤或米汤送下，早晚各服三钱。

【出处】　厦门市王谦光（《福建省中医验方》第二集）。

【主治】　白带。

【方药】　陈石灰一两　云苓八钱　山药五钱　白扁豆花五钱 鸡冠花五钱

【用法】　水煎服。

【加减】　腹痛者，加香附五钱。

【出处】　杨茂林（《河南省中医秘方验方汇编》）。

【主治】　白带。

【方药】　莲须三钱　莲肉五钱　连轺三钱　灯心一钱　竹叶一钱

【制法】　水煎。

【用法】　内服，服后令出微汗，避风三天，不愈再服数剂。

【禁忌】　忌房事百天。

【出处】　濮阳豆荆山（《河南省中医秘方验方汇编》续一）。

【主治】　白带（下元虚惫者）。

【方药】　白果　莲肉　江米各五钱　胡椒一钱五分　乌骨鸡一只

【制法】　将乌鸡去肠杂，再将各药研为细末，装入鸡腹内，以瓦器煮鸡烂。

【用法】 空心将鸡连药连汤吃尽。

【出处】 商专刘伯芬（《河南省中医秘方验方汇编》续二）。

【主治】 白带。

【方药】 刘寄奴三钱　龙骨三钱　芡实三钱　贯众三钱　海螵蛸三钱

【制法】 水煎。

【用法】 内服。

【出处】 商专刘志仁（《河南省中医秘方验方汇编》续二）。

【主治】 妇科白带淋漓。

【方药】 生怀山八钱　生龙骨六钱　生牡蛎六钱　海螵蛸四钱　茜草二钱

【用法】 水煎服。纯赤者加白芍三钱，苦参二钱；纯白者加鹿角霜、白术各三钱

【出处】 宁乡中医院中医常仲超（《湖南省中医单方验方》第二辑）。

【主治】 白带。

【方药】 一百二百草根　红鸡冠花　猪油半斤　红糖半斤　猪肝半斤

【用法】 先将前二味药和猪肝切细，用火酒六两炒，随炒随淋，炒后再和猪油、红糖炒黑吃。

【出处】 开县中西医代表会（《四川省医方采风录》第一辑）。

【主治】 白带。

【方药】 白节藕—两　白鸡冠花—两　白合—两　白及—两　白果（去壳）—两

【用法】 炖粉肠或炖鸡服。

【出处】 威远县中医研究组（《四川省中医秘方验方》）。

【主治】 妇女白带。

【方药】 女贞子—两　乌贼骨—两　良姜—两　芡实—两　金樱子四两

【制法及用法】 共为细末，每服四钱，开水送下。

【提示】 本方有滋养收敛作用，故对白带多有效。

【出处】 邓学林（《成都市中医验方秘方集》第一集）。

【主治】 白带。

【方药】 广巴戟（虫骨）四两　党参　黄芪　白芷各二两　当归—两

【制法】 焙干研面。

【用法】 分次用甜酒蒸服。

【出处】 彭加荣（《中医采风录》第一集）。

【主治】 白带。

【方药】 茯苓　白术　前仁　白鸡冠花　向日葵各三钱

【制法】 炖肉。

【用法】 内服。

【出处】 蒋万忠（《中医采风录》第一集）。

【主治】 白带。

【方药】 山药一两　芡实一两　知母二钱　车前子二钱　白果五钱

【制法】 水煎。

【用法】 内服。

【出处】 鄂城县（《湖北验方集锦》第一集）。

【主治】 妇女白带。

【方药】 枯矾八钱　雄黄一钱　川连一钱　小茴香二钱　朴硝四钱　梅片一分

【制法】 共研细末，以腊肉共捣为丸，每丸重二钱半。

【用法】 以绸子布包住丝线缚好，先用花椒水将阴道洗净，纳入一丸，三日用一丸，一料痊愈。

【出处】 无极县殷秀生（《十万金方》第一辑）。

【主治】 白带。

【方药】 连子五钱　茯苓四钱　甘杞一钱五分　椿皮二钱　棕子一钱　银杏七粒

【用法】 水酒各半碗，炖猪小肠服。

【出处】 长泰县卫星公社连金龙（《采风录》第一集）。

【主治】 妇人白带，淋漓腥臭，困倦。

【方药】 山药五钱　白果（去壳）三钱　白鸡冠花三钱　藕

叶小皮　马齿苋（生汁）一盅　鸡蛋清一个

【用法】　先煎前四味，后入马齿苋汁和鸡蛋清，冲服一盅，日二次。

【出处】　慈利县中医谭月僧（《湖南省中医单方验方》第二辑）。

【主治】　白带清冷。

【方药】　明党参三钱　当归三钱　川芎二钱　鹿角霜四钱杜仲三钱　白附子二钱

【制法】　水煎。

【用法】　一剂，日分二次服下。

【出处】　恩施专署（《湖北验方集锦》第一集）。

【主治】　一切白带。

【方药】　当归二钱　川芎二钱　苍术三钱　白芍二钱　香附子二钱　生地二钱　龙骨二钱　牡蛎二钱　椿皮二钱　白薇二钱黄芪二钱　柴胡二钱　升麻二钱　甘草一钱

【用法】　入水二碗煎至一碗，内服，渣再煎服。

【加减】　脉滑，有热，下腥臭物，加黄连一钱、条芩二钱、栀子二钱。

【提示】　此方不论虚实寒热都可应用。

【出处】　吴万载（《中医验方汇编》）。

【主治】　白带。

【方药】　鸡冠花一两　白术（土炒）一两　苍术三钱　陈皮一钱半　怀山药一两　茯苓四钱　白果肉三钱

【用法】　水煎服，每日二次。

【出处】　金云篆（《中医验方汇编》）。

【主治】　白带。

【方药】　党参—钱　白术—钱　山药—钱　白芍—钱　苍术—钱　甘草—钱　柴胡—钱　黑芥—钱　陈皮—钱　车前子—钱

【用法】　水煎服，每日二次。

【提示】　三剂止，四剂愈。

【出处】　青海石油职工医院武兴亚（《中医验方汇编》）。

【主治】　青带。

【方药】　茯苓二钱　白芍二钱　茵陈二钱　山栀二钱　陈皮二钱　甘草二钱　柴胡二钱

【用法】　水煎服，每日二次。

【提示】　三剂稍止，四剂痊愈。

【出处】　青海石油职工医院武兴亚（《中医验方汇编》）。

【主治】　白带。

【方药】　白芍五钱　党参—两　白术—两　山药五钱　苍术三钱　柴胡八分　陈皮二钱　焦艾—钱　焦荆芥八分

【用法】　水煎服，引入姜枣，每日服三次。

【出处】　湟中中医进修班（《中医验方汇编》）。

【主治】　白带过多，腰腿腹痛。

【方药】　当归三钱　川芎二钱　白芍三钱　九地三钱　炮姜

一钱半　白果一钱半　牡蛎二钱　龙骨（炒）二钱　香附三钱　元胡一钱半　官桂一钱半　白术三钱　黑豆三钱

【用法】　水煎服，引入黄酒。

【出处】　湟中中医进修班（《中医验方汇编》）。

【主治】　白带。

【方药】　止带汤：白果三钱　龙骨三钱　牡蛎三钱　黄芪五钱　炙甘草三钱　赤石脂二钱　鸡冠花三钱　阿胶五钱　黄柏一钱半　车前子三钱

【用法】　入水400毫升，煎至200毫升，每次服100毫升，每日二次。

【出处】　西宁中医院马海如（《中医验方汇编》）。

【主治】　白带，伴腰腹胀痛。

【方药】　加味当归散：当归三钱　川芎二钱　白芍三钱　白术三钱　茯苓四钱　泽泻三钱　山药四钱　芡实二钱　海螵蛸三钱　鸡冠花三钱　龙骨三钱

【用法】　加水三茶杯，煎至一茶杯，清出，饭前温服，隔三小时，渣再煎服。

【提示】　三五剂即愈。

【出处】　西宁中医院耿子元（《中医验方汇编》）。

【主治】　白带。

【方药】　白术三钱　山药五钱　党参三钱　白芍三钱　苍术二钱　甘草一钱半　陈皮二钱　柴胡一钱　车前子三钱　焦荆芥一钱

【用法】 水煎服。

【出处】 熊长焱（《中医验方汇编》）。

【主治】 白带。

【方药】 山萸四钱　二地一两　苡米四钱　茯苓三钱　泽泻二钱　粉丹皮二钱　白果十个　黑豆三撮　红枣五个为引

【用法】 水煎，空腹服。

【禁忌】 忌食有刺激性的东西。

【出处】 阳原县赵建堂（《十万金方》第一辑）。

【主治】 白带。

【方药】 怀山药四钱　巴戟天四钱　山萸肉八钱　大力参钱　黄芪一钱　莲子肉一钱　川楝子一钱　破故纸三钱　小茴香一钱　子川芎三钱　宣木瓜一钱　青盐少许

【用法】 水煎服。

【出处】 易县周文元（《十万金方》第十辑）。

【主治】 白带，下腹痛。

【方药】 樟脑五钱　吴茱萸五钱　蛇床子三钱　广木香三钱　良姜三钱　枯白矾五钱　牡蛎粉五钱　官桂三钱　川椒五钱　干姜三钱　龙骨五钱　丁香三钱　甘松四钱　紫梢花一两　海螵蛸五钱　三七五钱

【用法】 共为末，炼蜜为丸，每丸重三钱。阴干，用纱布缝一小袋带绳，插入阴户内二日取出，换药一次，用至八丸立止（此是坐药，不可内服）。

【出处】 获鹿县魏满责（《十万金方》第十辑）。

【主治】 妇女白带病。

【方药】 生山药五钱　芡实四钱　白果肉五钱　盐黄柏一钱
车前子二钱　连翘三钱　金银花四钱

【用法】 水煎服，一日二次，每次一茶杯。

【治验】 七区站家营李德怀爱人，女性三十岁，患月经不调，胃蒸潮热，白带甚多，气味腥臭，阴道发炎，本方服二剂而愈。

【出处】 怀来县梁行清（《十万金方》第十辑）。

【主治】 妇女白带病。

【方药】 苡仁一两　芡实三钱　莲肉五钱　柴胡五分　云苓五钱　白术一两　陈皮四钱　炒苍术三钱　当归三钱　党参三钱
车前三钱　牡蛎煅三钱　山药五钱　油桂三分　白果四钱

【用法】 水煎服。

【治验】 1957年沙城镇师某某，女，22岁，患白带一年有余，阴道下浊物，服药26剂而愈。

【出处】 怀来县李茂修（《十万金方》第十辑）。

【主治】 妇女白带，腰酸腹痛。

【方名】 完带汤

【方药】 川楝子三钱　广木香三钱　香附三钱　云苓三钱
白术二钱　茴香四钱　元胡四钱　桃仁三钱　砂仁三钱　青皮二钱
陈皮三钱　炙草二钱

【用法】 水煎服，配丸服亦可。

【出处】 丰宁县何文明（《十万金方》第十辑）。

【主治】　白带。

【方药】　当归四钱　川芎二钱　杭白芍三钱　熟地四钱　续断二钱　五味子一钱　丝子二钱　白芷二钱　乌梅钱半　杜仲三钱　故纸三钱　大云五钱　栀子三钱　茯苓三钱　白术三钱　炮姜二钱

【用法】　水煎服。

【出处】　易县刘志海（《十万金方》第十辑）。

【主治】　妇人白浊。

【方药】　陈皮　半夏　云苓　白术各三钱　益智仁　毛术各二钱　炙草　升麻　柴胡各二钱

【用法】　引用生姜水煎服。

【出处】　深县（《十万金方》第十辑）。

【主治】　白带。

【方药】　毛术二钱　白术五钱　云苓三钱　猪苓三钱　泽泻三钱　川朴三钱　广皮三钱　桂枝二钱　吴萸一钱半　甘草一钱半

【用法】　水煎服。

【治验】　王庄王杏之，服之痊愈。

【出处】　庞各庄医院黄国绶（《祁州中医验方集锦》第一辑）。

【主治】　白浊带下。

【方药】　生山药八钱　白术（土炒）三钱　芡实五钱　边豆六钱　地榆三钱　茜草三钱　海螵蛸三钱　鹿角霜二钱　白通草一钱半　萆薢一钱　益智一钱　煅龙骨二钱　煅牡蛎二钱　车前子三钱　川柏二钱　桑寄生四钱　白果七个

【用法】　水煎服。

【治验】　路根村李姓，年三十二岁，带症二年，腰膝酸软，下肢沉重，腹部常痛，白带淋沥不断，小便盆内沉淀浑浊。服此方四剂而愈，并无复发。

【出处】　安国人民公社医院霍超群（《祁州中医验方集锦》第一辑）。

【主治】　白带。

【方药】　黄芪五钱　云苓三钱　白术三钱　毛术二钱　龙骨三钱　牡蛎三钱　黄柏一钱半　山药二钱　元胡二钱　甘草一钱

【用法】　水煎服。

【出处】　安国县解营村李学海（《祁州中医验方集锦》第一辑）。

【主治】　白带。

【方药】　熟地七分　当归七分　炒芍六分　鸡冠花一钱　丹皮一钱　菟丝八分　牡蛎一钱　椿皮七分　阿胶六分　山楂七分

【用法】　水一碗四分，煎七分服。

【禁忌】　孕妇忌服。

【出处】　漳浦县赤湖湖西保健站（《采风录》第一集）。

【主治】　白带。

【方药】　熟地三钱　炒怀山三钱　茯苓三钱　泽泻一钱　牡丹皮一钱　枣肉一钱　芡实一钱五分　鸡冠花一钱　银杏十二粒　乌豆一两

【用法】　水三碗，煎一碗三分，作二次服。

【禁忌】　孕妇忌服。

【出处】　长泰县卫协会（《采风录》第一集）。

【主治】　白带。

【方药】　当归一钱　白芍一钱　白芷八分　半夏一钱　茯苓一钱五分　白术一钱　黄芩一钱　干姜四分　甘草五分

【用法】　水一碗六分，煎八分服。

【禁忌】　孕妇忌服。

【出处】　漳浦县赤岭社后椅队（《采风录》第一集）。

【主治】　白带。

【方药】　当归二钱　银杏十粒　茯苓一钱五分　白术一钱　红花一钱　定经草一钱五分　熟地二钱　红枣四粒　莲子一钱五分　怀牛膝一钱　乌豆五十粒

【用法】　水酒各半碗，炖三支香，久服。

【禁忌】　孕妇忌服。

【出处】　海澄县方田社陈化龙（《采风录》第一集）。

【主治】　白带。

【方药】　党参三钱　茯神二钱　白术三钱　当归三钱　川芎二钱　熟地三钱　木香一钱　砂仁一钱五分　黑杜仲二钱　骨碎补二钱　定经草二钱　炙芪三钱　炙甘草一钱　龙眼肉一两　乌枣三粒　生姜三片

【用法】　水三碗，煎一碗五分，作二次服。

【出处】　漳浦县长桥社官浔曾金提（《采风录》第一集）。

【主治】　白带。

【方药】　茯苓五钱　芡实五钱　川萆薢三钱　莲须三钱　当归三钱　大金英二钱　牡蛎二钱　宋陈二钱　怀山二钱　益智仁一钱五分

【用法】　共研末，分作三次，用薤菜白七节煎汤调服。

【出处】　漳浦县长桥社官浔何憨生（《采风录》第一集）。

【主治】　白带。

【方药】　炒白术一钱半　白云苓三钱　白扁豆一钱半　白薇二钱　白椿根皮一钱半　桑白皮三钱

【用法】　水煎服。

【出处】　福鼎县尹富仙（《福建省中医验方》第二集）。

【主治】　白带。

【方药】　两方任选一方。

①当归　龙骨　炙芪　煅牡蛎各三钱　川芎二钱　海螵蛸四钱　樗根白皮四钱　炙草一钱

②白木槿花根　牛奶子根各二两　猪尾骶骨一斤

【用法】　①水煎服。②水酒各半炖服。

【出处】　建瓯县杨杞南（《福建省中医验方》第三集）。

【主治】　白带。

【方药】　止带丸：当归四钱　生地黄八钱　生洋参二钱焦白术四钱　阿胶二钱　海螵蛸三钱　鹿角霜三钱　北干羌一钱黄柏一钱　炒砂仁一钱半　油肉桂一钱　金英膏四钱　五味子一钱

半　正莲须—钱半　川草薢二钱

　　【用法】　共研为细末，炼蜜为丸。每服三钱，用淡盐汤送下。

　　【出处】　漳州市谢国士（《福建省中医验方》第三集）。

　　【主治】　白带。

　　【方药】　党参五钱　白术三钱　茯神三钱　萸肉五钱　玉米一两　陈皮二钱　黑芥穗—钱　楝子五钱　牡蛎三钱　杜仲三钱　禹粮石八钱　黑栀三钱　川断五钱　白果—两　炙草三钱

　　【用法】　水煎服。

　　【出处】　田生树（《河南省中医秘方验方汇编》）。

　　【主治】　白带。

　　【方药】　云苓四两　土白术—两　山药—两　紫蔻—钱半　炒玉米—两半　石莲子二两　白果仁二两　炙升麻—钱半

　　【用法】　水煎服，根据患者体制酌情减量。

　　【出处】　刘德鸿（《河南省中医秘方验方汇编》）。

　　【主治】　白带（由湿热伤气而成者）。

　　【方药】　炙黄芪三钱　当归身三钱　焦白术三钱　炒苍术三钱　云茯苓三钱　石莲子三钱　川续断三钱　煅龙骨三钱　煅牡蛎三钱　沙参三钱　桑螵蛸三钱　净半夏二钱　广陈皮二钱　西砂仁二钱　粉甘草—钱

　　【用法】　水煎服。

　　【出处】　张心宁（《河南省中医秘方验方汇编》）。

【主治】 白带。

【方药】 熟地一两　萸肉五钱　山药八钱　丹皮四钱　云苓四钱　泽泻四钱　玉米一两　白果仁十个

【制法】 水煎。

【用法】 内服。

【出处】 洛专张文卓（《河南省中医秘方验方汇编》续一）。

【主治】 白带

【方药】 贯众炭　木耳炭　蓬蓬炭　棕炭　生地炭黄柏炒各三钱

【制法】 水煎。

【用法】 内服。

【出处】 清丰刘国恩（《河南省中医秘方验方汇编》续一）。

【主治】 白带，身体虚弱者。

【方药】 归身三钱　川芎二钱　炒白芍二钱半　生地三钱　甘草一钱　党参三钱　云苓二钱　土白术二钱半　川断二钱　炒杜仲三钱　广皮二钱　拣砂一钱半　升麻一钱半　柴胡二钱　大枣三个

【制法】 水煎。

【用法】 内服。

【出处】 商专李华英（《河南省中医秘方验方汇编》续二）。

【主治】　白带。

【方药】　党参三钱　白术二钱　云苓五钱　莲须三两　芡实五钱　牡蛎粉五钱　玉米四钱　山药四钱　甘草一钱　通草二钱　白果七个　熟地五钱　白芍四钱

【制法】　水煎。

【用法】　内服。

【出处】　商专张桂田（《河南省中医秘方验方汇编》续二）。

【主治】　白带。

【方药】　当归三钱　川芎二钱　白芍三钱　熟地三钱　川牛膝三钱　芡实三钱　龙骨三钱　牡蛎粉三钱　海螵蛸二钱　杜仲三钱　云苓三钱　莲子三钱　甘草一钱　白果七个　红枣七个

【制法】　水煎。

【用法】　内服，一二剂可愈。

【出处】　商专郑历忠（《河南省中医秘方验方汇编》续二）。

【主治】　白带。

【方药】　鹿茸三钱　桑螵蛸三钱　鸡内金三钱　远志三钱　枣仁三钱　龙骨四钱　牡蛎粉三钱　口芪三钱　芡实三钱　甘草一钱　椿白皮（酒炒）三钱

【制法】　水煎。

【用法】　内服数剂可愈。

【出处】　商专许树良（《河南省中医秘方验方汇编》续二）。

【主治】　白带，伴月经不调或经闭身痛。

【方药】　母公丁香　牙皂　巴豆　葶苈子　附子　川乌　草乌各三钱

【制法】　共为细末，加大葱白少许，捣如泥，丸为三钱重，用棉花包住，外再用绸布包住，线缝紧留一长线头。

【用法】　纳阴道内，俟其自掉下然后服下方：当归、川芎、红花、白芍，分量酌用，水煎内服。

【提示】　此方甚效，用药后有冷热感觉，注意，外用药必须清洁，用时手须洗净。

【出处】　商专陈钊德（《河南省中医秘方验方汇编》续二）。

【主治】　白带。

【方药】　醋炒元胡三钱　当归六钱　官桂二钱　甘草二钱　丁香二钱　醋炒郁金二钱　醋炒山楂核三钱　北沙参四钱　酒炒川续断三钱　肉蔻（赤石脂炒）三钱　苦参三钱　怀牛膝三钱

【制法】　共轧为粗末，分为三剂。

【用法】　每一剂用开水浸于盖碗中，约半小时滤汁口服，渣再用开水照浸照服，然后，将渣再用水煎服下。数剂可愈。

【出处】　商专进修班（《河南省中医秘方验方汇编》续二）。

【主治】　白带。

【方药】　党参三钱　云苓五钱　白术三钱　山药一两　车前子七钱　玉米一两　萹蓄三钱　瞿麦三钱　川草薢七钱　石韦四钱

黄柏三钱　龙骨三钱　牡蛎粉三钱　赤石脂四钱　甘草一钱　荷叶五钱

【制法】　水煎。

【用法】　内服数剂可愈。

【出处】　商专王主任（《河南省中医秘方验方汇编》续二）。

【主治】　白带。

【方药】　当归二钱　醋白芍二钱　土茯苓四钱　川草薢二钱五分　石韦二钱五分　苦参四钱　白菊花二钱　白梅豆花三钱　生槐花二钱　胆草二钱　僵蚕二钱五分　山甲一钱　广木香七分　炒栀子一钱五分　炒黄芩二钱　秋豆角二钱五分

【加减】　腹痛加西茴、元胡、通草、灵脂、香附、附子、干姜，根据病情酌用。

【制法】　水煎。

【用法】　内服。

【出处】　商专黄顺昌（《河南省中医秘方验方汇编》续二）。

【主治】　白带。

【方药】　苍术四钱　白术三钱　莲肉八钱　苡仁八钱　怀山五钱　芡实四钱　云苓四钱　黄柏三钱　前仁三钱　生香椿根白皮二两

【用法】　煎服，连服十至二十剂。

【出处】　湘阴县中医（《湖南省中医单方验方》第一辑）。

【主治】 妇女白带。

【方药】 桑螵蛸三钱 海螵蛸三钱 益智仁三钱 海金沙三钱 银杏十五枚 生牡蛎三钱 生龙骨三钱 盐杜仲三钱

【制法及用法】 水煎服。

【提示】 本方有收敛、解毒、强壮肾气之作用，对白带日久不止，或带如清水下者有效。

【出处】 陈明德（《成都市中医验方秘方集》第一集）。

【主治】 妇女白带，日久气虚。

【方药】 熟地三钱 秦归三钱 黄芪三钱 焦术三钱 陈皮三钱 升麻三钱 红枣三钱 炙草三钱 银杏二十个 白鸡冠花为引

【用法】 水煎服。

【提示】 本方有补虚、益气、收涩、止带之作用，对于白带日久，气虚不能固摄者有效。

【出处】 沈明德（《成都市中医验方秘方集》第一集）。

【主治】 白带。

【方药】 当归 贯众 莲蓬须 骨碎补 小茴 党参 巴戟 黄芪 茅术 升麻 茯苓 黄柏 杜仲 独活 石斛 甘草（分量酌用）

【制法】 水煎。

【用法】 内服。

【出处】 张元春（《中医采风录》第一集）。

【主治】 白带。

【方药】 补中益气汤加龙骨、益智、巴戟。

【加减】 有寒者，加附子；有热者，加黄柏、栀子。

【制法】 水煎。

【用法】 内服。

【出处】 姜兴纯（《中医采风录》第一集）。

【主治】 白带。

【方药】 三百根（草药）　巴戟各一两　小母鸡（去毛脏）
一只

【制法】 同炖。

【用法】 取鸡肉和汤，分次内服。

【出处】 姜兴纯（《中医采风录》第一集）。

【主治】 白带。

【方药】 十全大补汤加阿胶、蒲黄、龙骨、牡蛎、
血余。

【加减】 有热者加粉丹、栀子。

【制法】 水煎。

【用法】 内服。

【出处】 王心一（《中医采风录》第一集）。

【主治】 白带。

【方药】 岩白菜一两　白果二两　乌贼骨一两　桑螵蛸三钱
蓖麻子一两　白糖一两　猪油二两

【制法】 研面，调豆浆。

【用法】　分数次蒸服。

【出处】　向尊荣（《中医采风录》第一集）。

【主治】　妇女白带。

【方药】　结丐　白术　云苓　怀山　扁豆　米仁　牡蛎各三钱　乌贼骨五钱　陈皮一钱半　甘草一钱

【用法】　水煎两次，先后分服。

【出处】　吕超（《崇仁县中医座谈录》第一辑）。

【主治】　白带。

【方药】　党参　白术　云苓各三钱　陈皮一钱半　山药四钱　泽泻钱半　米仁　扁豆　寸冬各三钱　黄柏一钱半　甘草一钱

【用法】　水煎二次，先后分服。

【加减】　白带多，加米仁；黄带，加石斛二钱，荷叶三钱，陈米一撮；赤带，加丹参、当归各三钱；青带，加牡蛎一钱半；黑带，加杜仲、续断各三钱。

【出处】　陈静安（《崇仁县中医座谈录》第一辑）。

【主治】　白带，日久不止。

【方药】　酒白芍五钱　白术五钱　西党二钱　炒苍术三钱　炒前仁三钱　甘草一钱　柴胡六分　炒怀山一两　黑荆芥五分　陈皮五分　生姜2片　红枣三枚

【用法】　水煎服，连服六剂。

【出处】　江西上犹罗光旭（《中医名方汇编》）。

【主治】 白带。

【方药】 白果二钱 白芍二钱 代赭石一钱半 甘草一钱 龙骨二钱 牡蛎（研）二钱 大枣四枚 阿胶（另包）三钱 黄芪二钱 侧柏三钱 赤石脂二钱 鸡冠花二钱

【煎法及用法】 用水三茶杯，煎至一茶杯，清出去渣，饭前温服。隔三小时，渣再煎服。

【出处】 （《青海中医验方汇编》）。

【主治】 白带气味腥臭。

【方药】 白术三钱 山药三钱 人参一钱半 白芍二钱 车前子二钱 苍术二钱 焦荆芥一钱 陈皮一钱 甘草一钱 白果三钱 龙骨三钱

【煎法及用法】 用水三茶杯，煎至一茶杯，清出去渣，饭前温服。隔三小时，渣再煎服。

【出处】 （《青海中医验方汇编》）。

【主治】 妇女白带。

【方药】 全归三钱 川芎二钱 生杭芍三钱 白术三钱 巴戟三钱 芡实三钱 泽泻三钱 云苓三钱 红鸡冠花三钱 莲蕊三钱 白果肉二钱 粉草一钱半 大枣二枚去核引

【用法】 水煎服。

【出处】 孙林卿（《大荔县中医验方采风录》）。

【主治】 妇女虚弱白带。

【方药】 芡实粉 白云苓各二两 白术三两 赤石脂一两 左牡蛎一两煅 牛角腮（即牛角尖骨）（炙黄）一两 禹余粮一

两煅

【制法】 共为细末，用好醋一杯拌和前药，晒令干湿合度为末，打糊为丸。

【用法】 每日早晚空心各服二钱。

【出处】 西安市中医进修班申仲和（《中医验方秘方汇集》）。

【主治】 妇人白带。

【方药】 白芍 当归 阿胶 香附 牛膝 黑豆各三钱 丹皮二钱 红枣五枚

【制法】 水煎，去渣取汁，后入阿胶烊化。

【用法】 日服三次，每日一剂。

【出处】 孝感专署（《湖北验方集锦》第一集）。

【主治】 气血双损，白带，食欲不振。

【方药】 党参三钱 当归二钱 白芍三钱 茯苓三钱 光条五钱 焦术三钱 阿胶三钱 制龟板四钱 煅龙骨三钱 煅牡蛎三钱 生地一钱五分 熟地八分

【制法】 水煎，取汁去渣，后入阿胶烊化。

【用法】 一剂服二次，连服二三剂。

【出处】 监利县（《湖北验方集锦》第一集）。

【主治】 月经不调，常流白带。

【方药】 当归五钱 白芍四钱 川芎二钱 光条一两 黑荆芥一钱 芡实二钱 沙参三钱 车前子三钱 阿胶八钱 法夏一钱 柴胡一钱 广皮一钱 丹皮二钱 茯苓三钱 甘草一钱 苍术二钱

红枣三钱　白果一枚

【制法】　水煎，取汁去渣，后入阿胶烊化。

【用法】　日服三次，一日一剂。

【禁忌】　忌生冷物。

【出处】　恩施专署（《湖北验方集锦》第一集）。

【主治】　白带、白淫，身体无力不能工作。

【方药】　丽参二钱　阿胶珠一两　白芍三钱　白术二钱　苍术二钱　茯苓二钱　车前子三钱　荆芥一钱　柴胡一钱　炙甘草一钱　光条一两

【制法】　水煎。

【用法】　日服三次，一日一剂。

【禁忌】　忌生冷。

【出处】　恩施专署（《湖北验方集锦》第一集）。

【主治】　白带。

【方药】　白术一两　山药一两　太子参三钱　苍术二钱　酒白芍五钱　前仁三钱　甘草一钱　陈皮五分　黑荆芥五分　柴胡二钱八分

【制法】　水煎。

【用法】　内服。

【出处】　沔阳县（《湖北验方集锦》第一集）。

【主治】　妇人白带，少腹作满疼痛，食欲不振，有时恶心。

【方药】　乌贼骨八钱　姜虫五钱　煅龙骨四钱　盐黄柏三钱

清夏三钱　桂心五分　干姜二钱　滑石三钱　石韦三钱　伏龙肝三钱　赭石三钱　牛角尖炭三钱

【用法】　水煎服。

【治验】　徐某某，女，35 岁，患此症腰酸、腿疼、白带甚多，腹部膨胀脉搏沉而有力，服药七剂痊愈。

【出处】　吉林师大周兰泽（《吉林省中医验方秘方汇编》第三辑）。

【主治】　妇人白带下。

【方药】　当归五钱　川芎二钱　熟地二钱　白芍二钱　防风一钱　官桂一钱　阿胶珠一钱　白术一钱　吴萸一钱　红花五分　甘草五分

【用法】　水煎，日二次，食前服。

【出处】　延吉市金三河（《吉林省中医验方秘方汇编》第三辑）。

【主治】　妇人尺脉沉细，子宫虚寒，腰痛腿酸，头晕心跳，胸满，饮食减少，行经后白带不止。

【方药】　全当归三钱　川芎二钱　酒白芍二钱　生地一钱半　制小茴一钱半　元胡二钱　丹皮一钱半　制吴萸一钱半　香附二钱　红花三钱　桃仁二钱　益母草三钱　广皮一钱半　苏木二钱　五灵脂二钱　川牛膝二钱　砂仁二钱　台乌药二钱

【制法及用法】　水煎空心服，童便引。

【禁忌】　禁生冷，忌受风寒。

【出处】　崞县张鸿（《山西省中医验方秘方汇集》第二辑）。

二、赤白带

带下颜色赤白相杂、味臭者，称为赤白带。多因肝郁化热，脾虚聚湿，湿热下注，损及冲任、带脉，以致白带夹胞络之血混杂而成。

【主治】 赤白带。

【方药】 棉花子—碗

【制法】 炒黑存性，研为细末，炕馍或和饭。

【用法】 斟酌食之。

【提示】 赤带用紫花子，白带用白花子。

【出处】 刘待之（《河南省中医秘方验方汇编》）。

【主治】 赤白带。

【方药】 麻子四两

【制法】 研为细末。

【用法】 每服三钱，开水送下。

【提示】 赤带用紫的，白带用白的。

【出处】 赵功振（《河南省中医秘方验方汇编》）。

【主治】　赤白带下。

【方药】　贯众四两

【制法】　将贯众用醋浸，焙干研末。

【用法】　日服二次，每次一至二钱，早晚空心用米汤送下。

【出处】　恩施专署（《湖北验方集锦》第一集）。

【主治】　黄浊带或赤白带下。

【方药】　桑树上鲜木耳一两

【用法】　用冰糖煮透，服五至七剂可止。

【出处】　史沛棠（《浙江中医秘方验方集》第一辑）。

【主治】　赤白带，伴绕脐及小腹坠痛，不敢行动。

【方药】　白芍（炒）二两　干姜五钱

【用法】　研成细末，每服三钱，空腹米汤送服。

【出处】　西宁铁路医院王文章（《中医验方汇编》）。

【主治】　妇女下寒，赤白带下，肚疼不止。

【方药】　杭白芍一两五钱　干姜五钱

【用法】　共为细面，每服二钱，白水送下。

【出处】　庞各庄乡西安国城刘一农（《祁州中医验方集锦》第一辑）。

【主治】　赤白带下。

【方药】　鲜白槿花五两　豆腐一斤

【用法】　同炖熟服之。

【提示】 白槿花治白带,《冷庐医话》已有记载。与豆腐炖熟服,可能是使其清除下焦湿热的力更宏。

【出处】 瑞安县验方(《浙江中医秘方验方集》第一辑)。

【主治】 赤白带下。

【方药】 乌鲗骨四两 北芡实四两 茜草根一两

【用法】 上药研粉,水泛为丸,每晨空腹盐汤吞三钱。

【提示】 本方具有收敛作用,若湿热带下者勿用。

【出处】 杭州市裘笑梅(《浙江中医秘方验方集》第一辑)。

【主治】 赤白带。

【方药】 炮姜一两 百草霜一两

【用法】 共研细末,温酒调和,空心服下,每剂二钱。

【出处】 姜正卿(《中医验方汇编》)。

【主治】 妇女白带久治不愈,服之奇效。

【方药】 冬瓜子一两 冰糖一两

【制法】 将冬瓜子为细末,加冰糖入砂锅内炖开服之,每日二次。

【出处】 宁晋县屈中学(《十万金方》第三辑)。

【主治】 妇女白带屡治不愈。

【方药】 千年灰一两 茯苓三两

【制法】 将上两味药共轧极细面。

【用法】 日服两次,每次一钱至二钱,用米汤送下。

【治验】　治验多人，效果显著。

【出处】　行唐县会严崇山（《十万金方》第三辑）。

【主治】　赤白带下。

【方名】　双白散

【方药】　白茯苓一两　白石灰五钱

【制法】　共为细末。

【用法】　每服一钱日服二次。

【出处】　安国县赵连奎（《十万金方》第十辑）。

【主治】　赤白带下。

【方药】　儿茶三钱　二丑六钱　共为细面

【用法】　每服三钱，红糖四两为引，服药后见汗。

【出处】　博野社医院白云汉（《祁州中医验方集锦》第一辑）。

【主治】　赤白带。

【方药】　荞麦面　鸡子清

【用法】　二味为丸，白水送下，每服三钱。

【治验】　东固村崔宝科之妻，四十二岁，患带症二年，用本方治愈。张乡村韩玉芳，三十二岁，用本方而愈。

【出处】　安国县东固村崔殿奎（《祁州中医验方集锦》第一辑）。

【主治】　赤白带。

【方药】　白扁豆花二两　干蔗四钱

【制法】　用上二味炒鸡蛋。

【用法】　吃三五次可愈。

【出处】　赵清理（《河南省中医秘方验方汇编》）。

【主治】　赤白带。

【方药】　赤石脂　白石脂各一两

【制法】　研为细末。

【用法】　每服一钱，童便、红白糖引。

【提示】　赤带用赤脂，白带用白脂，二带间有者，二脂并用。

【出处】　程彦卿（《河南省中医秘方验方汇编》）。

【主治】　赤白带下。

【方药】　白术一钱　白蔹一钱

【用法】　共为细末，一次服。白带用白糖引，赤带用红糖引。

【出处】　白城市邢广志（《吉林省中医验方秘方汇编》第三辑）。

【主治】　赤白带下。

【方药】　贯众（去毛、醋浸、炒黄色）三钱　海螵蛸三钱

【用法】　共研细末，分作二次温酒送下。

【提示】　贯众有杀虫、清湿热作用。《妇人良方》治赤白带下，年深诸药不疗者，用贯众状如刺猬者一个，全用不到，只揉去毛及花萼，以好醋蘸湿，慢火炙令香熟，候冷为末，米饮空心服三钱，名独圣汤。海螵蛸即乌鲗骨，能治赤

白带下，早见于《神农本草经》。

　　【出处】　杭州市余鉴安（《浙江中医秘方验方集》第一辑）。

　　【主治】　赤白带下。

　　【方药】　扁豆花二钱　鸡冠花一两

　　【用法】　扁豆花研末，用鸡冠花煎汤送服。

　　【出处】　杭州市董浩（《浙江中医秘方验方集》第一辑）。

　　【主治】　妇女赤白带下。

　　【方药】　白果仁七个　硫黄末五分

　　【用法】　白果用铁片炒，硫黄末撒上烟尽为度。研细末，水冲服。

　　【出处】　德惠县王庆林（《吉林省中医验方秘方汇编》第三辑）。

　　【主治】　赤白带，久不愈者。

　　【方药】　乳香三钱　怀牛膝五钱　甘酒半斤

　　【用法】　将二药入酒内，浸三日后服，每日早晚各饮一杯。

　　【提示】　此方宜中年妇女。

　　【禁忌】　孕妇不宜服。

　　【出处】　互助中医进修班严生俊（《中医验方汇编》）。

　　【主治】　赤白带下。

　　【方药】　生地炭二两　木耳炭二两　蜂蜜四两

【制法】 将药研细末，炼蜜为丸，每丸重三钱。

【用法】 每日饭前服一丸，另外用暖脐膏贴肚脐七天即愈。

【出处】 无极县薛廷选（《十万金方》第一辑）。

【主治】 赤白带下

【方药】 煅龙骨二两 煅牡蛎四两 鹿角霜四两

【制法】 研细末，面糊为丸如豆大。

【用法】 日服三次，每次三十丸，淡盐水送下。

【出处】 无极县王庆昌（《十万金方》第一辑）。

【主治】 赤白带。

【方药】 古石灰一两 茯苓一两 红糖二两

【制法】 石灰、茯苓共为细末，红糖水化和药为丸，每丸三钱重。

【用法】 每晚服一丸，开水送下。

【禁忌】 孕妇忌服。

【出处】 登封姜文治（《河南省中医秘方验方汇编》续一）。

【主治】 赤白带。

【方药】 白术五钱 真云苓二钱 车前子一钱 鸡冠花三钱

【用法】 水煎服，每日二次。

【提示】 赤带用白鸡冠花，白带用红鸡冠花。

【出处】 西宁铁路医院王文章（《中医验方汇编》）。

【主治】 赤白带。

【方药】 白鸟毛（烧灰存性）二两　鳖甲（醋炙）二两　龟板（醋炙）四两　牡蛎（火煨）二两

【用法】 研成细末，醋糊为丸，如桐子大，每服三钱，空心酒下。

【提示】 赤带用白鸟毛，白带用黄鸟毛。

【出处】 大通中医进修班陈助邦（《中医验方汇编》）。

【主治】 赤白带。

【方药】 白马毛（烧灰存性）二两　鳖甲（醋炙）三两　龟板（醋炙）四两　牡蛎（煨）二两

【用法】 共研细末，醋糊为丸，如桐子大，每服三钱，饭前温酒冲服，一日二次。

【提示】 验方。赤带用白马毛，白带用赤马毛。

【出处】 西宁中医院耿子元（《中医验方汇编》）。

【主治】 妇女赤白带下。

【方药】 白芷　龙骨　牡蛎　海螵蛸各等分

【制法】 共为细面。

【用法】 每服三钱，黄酒为引冲服。

【出处】 无极县（《十万金方》第一辑）。

【主治】 白带。

【方药】 樗根皮一两半　黄柏炭　良姜炭　白芍各三钱

【制法】 共研末，米糊为丸，如绿豆大。

【用法】 每服三十丸，米汤送下。

【出处】 无极县殷秀生（《十万金方》第三辑）。

【主治】 赤白带。

【方药】 白术二钱　云苓二钱　车前子二钱　鸡冠花三钱

【用法】 水煎服。

【提示】 白带用红鸡冠花，赤带用白鸡冠花。

【出处】 安国北都王景涛（《祁州中医验方集锦》第一辑）。

【主治】 赤白带下。

【方药】 白术五钱　茯苓二钱　车前子一钱　鸡冠花二钱

【制法】 水煎。

【用法】 内服。

【出处】 沔阳县（《湖北验方集锦》第一集）。

【主治】 赤白带下。

【方药】 香白芷　苦参各一两　海螵蛸（去甲，煅）二个　血余炭一钱

【用法】 各研细末，和匀，早晚各服一钱半，温开水送服。

【出处】 杭州市董浩（《浙江中医秘方验方集》第一辑）。

【主治】 红白带下，久日不愈，淋漓不断者。

【方药】 嫩地棕根　黄角根皮各三两　母鸡一只　陈年老酒半斤

【用法】　加水合炖。服汤食鸡肉，二次就可见效。

【出处】　重庆市第一中医院唐阳春（《四川省中医秘方验方》）。

【主治】　赤白带。

【方药】　黑大豆四两　白果十枚　红枣五枚　莲须一两　椿根皮（酒炒）三钱

【用法】　水煎服。

【出处】　湟中中医进修班（《中医验方汇编》）。

【主治】　妇女各种带下。

【方药】　人参　白术　云苓　陈皮　扁豆　苡米　以上六味依病情轻重酌量加减

【用法】　水煎服。

【加减】　带下色清加紫胡、栀子，色黄加石斛、荷叶、陈皮，色红加当归、丹参，色白倍加苡米，色黑加杜仲、续断；湿气重加防己、威灵仙。

【出处】　沽源县（《十万金方》第三辑）。

【主治】　赤白带下。

【方药】　漏芦二钱　地丁四钱　公英五钱　连翘五钱　银花三钱　当归三钱　白芷二钱　贯众二钱　知母二钱

【用法】　水煎服。

【出处】　刘墨轩（《吉林省中医验方秘方汇编》第三辑）。

【主治】 赤白带下，全身微有酸沉，有时腹痛。

【方药】 川芎五钱 柴胡五钱 云苓五钱 连翘五钱 大白五钱 清明日柳叶二钱

【制法】 水煎（白带加红糖，赤带加白糖）。

【用法】 内服。

【出处】 商专张秀泽（《河南省中医秘方验方汇编》续二）。

【主治】 赤白带，久不愈者。

【方药】 温中龙骨散：龙骨一两 半夏七钱 黄柏七钱 灶心黄土七钱 桂枝七钱 干姜七钱 石韦七钱 滑石四钱 乌鲗骨一两五钱 代赭石一两五钱

【用法】 共研细末，每服一钱，黄酒冲服，一日二次。

【出处】 西宁中医院耿子元（《中医验方汇编》）。

【主治】 赤白带。

【方药】 当归三钱 川芎二钱 杭芍三钱 白术三钱 云苓三钱 山药五钱 车前子三钱 海螵蛸三钱 生龙骨三钱 生牡蛎三钱

【用法】 水煎服。

【出处】 西宁第三门诊部马祥麟（《中医验方汇编》）。

【主治】 赤白带下。

【方药】 炒白术六钱 生山药六钱 白芍三钱 苍术一钱半 生牡蛎三钱 生龙骨三钱 炒黄柏一钱半 粉草五分 柴胡五分 台参二钱 鲜生姜三片为引

【制法】　煎剂。

【用法】　水煎服。

【出处】　阳原县席丕顺（《十万金方》第一辑）。

【主治】　赤白带下。

【方药】　生龙骨三钱　生牡蛎三钱　海螵蛸三钱　鹿角胶四钱　薏苡二钱　白果二钱　甘草一钱

【制法】　水煎。

【用法】　温服。

【出处】　无极县刘立申（《十万金方》第一辑）。

【主治】　白带频频或经闭。

【方名】　一仙丹

【方药】　巴豆霜六个　斑蝥（去翅足）三个　甲珠二分　川军五分　麝香一分　葶苈一分　芽皂五分

【制法】　共为细末，枣肉为丸，每丸钱半。

【用法】　以绸包裹纳于子宫深处（系以长四五寸之绳以便取出）。

【提示】　用药三小时后身上寒热往来如伤寒状，流出血汁甚多。

【禁忌】　忌生冷鱼腥，身体不健衰弱者忌用。

【治验】　本县小堤村王永贵之女患白带频注甚多，后用此药三粒而愈。以下治验尚多，不一一录之。

【出处】　枣强县张秉中（《十万金方》第三辑）。

【主治】　赤白带。

【方药】　龙骨三钱　盐柏三钱　姜半夏二钱　油桂心三钱　炮姜二钱　伏龙肝二钱　石韦一钱　滑石一钱　乌贼四钱　代赭石四钱　僵蚕五钱

【用法】　水煎服。

【出处】　易县周文元（《十万金方》第十辑）。

【主治】　赤白带下。

【方名】　清带汤

【方药】　生山药七钱　生龙骨四钱　生牡蛎四钱　海螵蛸三钱　茜草三钱

【加减】　赤带多，加白芍、苦参各钱半。白带多，加鹿角霜、白术各二钱。

【用法】　水煎服。

【出处】　唐山市孙朋山（《十万金方》第十辑）。

【主治】　赤带白带。

【方药】　当归一两　白芍一两　牛膝三钱　丹皮三钱　山药五钱　黄柏二钱　车前子三钱　黑豆一两　红枣十个

【用法】　水煎服。

【治验】　赵姓，四十五岁，带下日久，自汗不眠，腹部满闷，服药三剂而愈。

【出处】　安国县郑守先（《祁州中医验方集锦》第一辑）。

【主治】　赤白带。

【方药】　蟹壳五钱　海螵蛸五钱　卧牛五钱　雄黄三钱　蛇

床子三钱　　红花三钱　　寸香三分

　　【用法】　共为细面，蜜为丸，一钱五分大，绢布包裹，纳入阴户。

　　【出处】　伍仁桥医院杜雅儒（《祁州中医验方集锦》第一辑）。

　　【主治】　赤白带。

　　【方药】　人参三钱　　白术五钱　　云苓三钱　　陈皮一钱半　　薏米一两　　扁豆三钱　　丹参三钱　　石斛三钱　　焦栀子一钱　　柴胡一钱　　炙草一钱半

　　【用法】　水煎服。

　　【出处】　伍仁桥医院杜雅儒（《祁州中医验方集锦》第一辑）。

　　【主治】　一般赤白带下。

　　【方药】　白果肉四钱　　乌贼骨三钱　　茯神三钱　　当归三钱　　苡仁六钱　　紫石英二钱　　鸡冠花三钱　　杜仲三钱　　苍术二钱　　炭姜一钱

　　【用法】　煎服。

　　【出处】　长沙市中医王海滨（《湖南省中医单方验方》第二辑）。

　　【主治】　赤白带下。

　　【症状】　带下漏血色红，似血非血，淋漓不断。两颧骨处黧黑色数年不退。

　　【方药】　醋白芍一两　　酒当归一两　　酒生地五钱　　贡胶三钱

丹皮三钱　盐黄柏三钱　川牛膝二钱　香附一钱　大枣十个　黑豆一两

【用法】　水煎服。

【提示】　此方系傅山女科清肝止淋汤，对带下确有疗效。

【出处】　康大全（《山西省中医验方秘方汇集》第三辑）。

【主治】　赤白带下。

【方名】　加味易黄汤

【方药】　白果三钱　毛条三钱　黄柏一钱半　泽泻二钱　柴胡二钱　乌药二钱　拣苓二钱　拣归三钱　龟板三钱　车前子二钱

【用法】　水煎服。

【禁忌】　辛辣等刺激性食物。

【治验】　谢家乡枥下胡某某，女，32岁，行经前后腰腹胀痛，经后常有黄白带随下，小便有热感，苔黄白，脉数，服药六剂全愈。

【出处】　新余县水西卫生所胡敏（《江西省中医验方秘方集》第三集）。

【主治】　赤白带下。

【方药】　漏芦二钱　地丁四钱　公英五钱　连翘五钱　银花三钱　当归三钱　白芷二钱　贯众二钱　知母二钱

【用法】　水煎服。

【出处】　刘墨轩（《吉林省中医验方秘方汇编》第三辑）。

【主治】 赤白带，腰痛腹胀、消化不良、身体倦怠。

【方药】 苍术三钱　陈皮二钱　半夏二钱　白术二钱　云苓二钱　苡米仁二钱　杜仲二钱　黄柏二钱　生牡蛎二钱　生龟板二钱　萆薢三钱　乌梅二钱　生黄芪二钱　生姜一钱半　甘草二钱　大枣二枚

【用法】 入水三碗，煎至一碗，内服，隔三小时，渣再煎服。

【出处】 互助中医进修班郑永盛（《中医验方汇编》）。

三、赤带

非行经期，阴道内流出赤色黏液，称为赤带。可见于排卵期出血、子宫颈出血、宫颈息肉出血、放环后出血、生殖道肿瘤出血等疾病。

【主治】　妇女赤带。

【方药】　木贼草_{烧炭三钱}

【用法】　水酒若干，冲服。

【出处】　深县（《十万金方》第十辑）。

【主治】　赤带。

【方药】　贯众炭_{一两}

【制法】　研为细末。

【用法】　每服三钱，黄酒冲服。

【出处】　王天锡（《河南省中医秘方验方汇编》）。

【主治】　赤带。

【方药】　煅牡蛎_{一两}　炒槐花_{一两}

【制法】　共为细末。

【用法】 每服五钱，每早空腹服，清酒送下。

【出处】 申玉华（《河南省中医秘方验方汇编》）。

【主治】 赤带。

【方药】 鸡蛋清一个 荞麦面一把

【制法】 共和为丸。

【用法】 内服，开水送下。

【出处】 清丰刘国恩（《河南省中医秘方验方汇编》续
一）。

【主治】 赤带。

【方药】 当归一钱 白芍一钱 生地一钱 阿胶一钱 黄柏
一钱 粉丹皮一钱 牛膝一钱 香附一钱 大枣一钱 小粒黑豆
一钱

【用法】 水煎服，每日二次。

【提示】 一般三剂止，四剂痊愈。

【禁忌】 孕妇不宜服。

【出处】 青海石油职工医院武兴亚（《中医验方汇
编》）。

【主治】 赤带下。

【方药】 酒白芍一两 酒生地七钱 黄柏二钱 炒阿胶三钱
丹皮三钱 牛膝二钱 香附一钱 黑黄豆一两 大枣十枚

【制法】 水煎。

【用法】 内服。

【出处】 沔阳县（《湖北验方集锦》第一集）。

四、黄带

黄带是指带下黏稠而色黄，多伴有腥臭气味，甚至如脓样。本病多见于阴道炎、子宫内膜炎等症。

【主治】 黄浊带或赤白带下。

【方药】 桑树上鲜木耳一两

【用法】 用冰糖煮透，服五至七剂可止。

【出处】 史沛棠（《浙江中医秘方验方集》第一辑）。

【主治】 慢性血崩及黄带。

【方药】 山药四钱　芡实三钱　黄柏七分　白果十枚

【用法】 水煎服。

【加减】 如有大阴唇糜烂，加茯苓三钱，槐花三钱。

【出处】 李朝盛（《中医验方汇编》）。

【主治】 黄带。

【方药】 山药一钱　芡实一钱　黄柏一钱　车前子一钱　白果十枚

【用法】 水煎服，每日二次。

【提示】　三剂止，四剂痊愈。

【出处】　青海石油职工医院武兴亚（《中医验方汇编》）。

【主治】　黄带。

【方药】　生山药一两　芡实一两　川柏三钱　车前子五钱　银杏十枚

【用法】　水煎服。

【出处】　李新英（《大荔县中医验方采风录》）。

【主治】　黄带。

【方名】　完带汤

【方药】　怀山药一两　芡实一两　黄柏三钱　白果十个　车前子三钱　焦术三钱

【用法】　水煎服。

【出处】　唐山市张鑫瑞（《十万金方》第十辑）。

【主治】　白带。

【方名】　易黄汤

【方药】　山药一两　芡实一两　黄柏四钱　车前三钱　白果三钱　枳实三钱　茯苓五钱

【用法】　水煎服。

【出处】　安国县王秀山（《十万金方》第十辑）。

【主治】　黄带。

【方药】　龙胆一钱　黄芩一钱半　栀子一钱半　泽泻二钱

木通一钱　甘草三钱　生地三钱　当归四钱　柴胡一钱半　车前一钱

【煎法及用法】　用水三茶杯，煎至一茶杯，清出去渣，饭前温服。隔三小时，渣再煎服。

【禁忌】　孕妇忌服。

【出处】　（《青海中医验方汇编》）。

【主治】　黄带，小便短涩。

【方药】　黄柏二钱　黄芩二钱　栀子一钱半　地骨皮二钱茯苓三钱　车前子二钱　当归三钱　陈皮一钱半　知母二钱　甘草一钱半　白芍二钱

【煎法及用法】　用水三茶杯，煎至一茶杯，清出去渣，饭前温服。隔三小时，渣再煎服。

【加减】　若腹痛者，加川楝子一钱，乌药八分；若腰痛者，加杜仲三钱，桑寄生三钱；若小便不利者，加木通一钱半，灯心五分；若气虚者，加人参二钱。

【出处】　（《青海中医验方汇编》）。

五、黑带

黑带指妇女从阴道流出色如黑豆汁、或稠或稀、或臭或腥的分泌物，也有的在赤白带中杂以黑色。这多是由于热盛熏蒸、肾水亏虚所致。

【主治】 黑带。

【方药】 大黄—钱 白术—钱 茯苓—钱 车前子—钱 刘寄奴—钱 黄连—钱 山栀—钱 知母—钱 石膏—钱 王不留行—钱

【用法】 水煎服，每日二次。

【提示】 三剂止，四剂痊愈。

【出处】 青海石油职工医院武兴亚（《中医验方汇编》）。

六、五色带

妇女阴道流出分泌物，呈数种颜色，青、黄、白、赤、黑五色相杂，分泌物质或如稀水，或如米汤，或如血水，或呈脓样，且气味恶臭难闻。

本病多由带下病日久失治演变而来，常见于子宫颈癌、子宫内膜癌等恶性肿瘤，需要引起重视。

【主治】 妇女五色带下病。

【方药】 红鸡冠花 白鸡冠花

【用法】 白带者以红鸡冠花为君，赤带者以白鸡冠花为君。为君者至少三两，为臣者至少一两半，水煎服。

【出处】 江西崇义蓝绍游（《中医名方汇编》）。

【主治】 妇女阴道流下黏液之物，如脓如胶水，或红或白，或五色掺杂，或来或止，断续无常。脉象缓而弦滑，重按无力，身体倦怠，食欲不振，面色苍白，有贫血现象。

【方药】 醋香附四两 椿根皮（盐炒）二两 砂仁二两 朱砂二钱 棉花子仁五钱

【制法及用法】 共研细面，炼蜜为丸，如黄豆大。每日早晨服三钱，日服一次，用豆腐浆送下。

【禁忌】 生冷、辛辣、油腻等食物。

【出处】 盂县崔岳（《山西省中医验方秘方汇集》第二辑）。

【主治】 妇女五带。

【方药】 炒大青盐一两 炒五倍子一两 枯矾一两 雄黄一两 冰片一钱

【用法】 共为细面，枣肉为丸，三钱大，在火炕头上炕干，用时放入阴户内四指深。

【治验】 长寿车站孙老二之妻，用此药治愈。

【出处】 庞各庄医院黄文明（《祁州中医验方集锦》第一辑）。

【主治】 五色带（白带多）。

【方药】 熟地五钱 怀山药五钱 萸肉三钱 丹皮二钱 泽泻三钱 白术三钱 云苓四钱 牡蛎三钱 石斛三钱 枳实四钱 白果仁二十个 大红枣三个

【用法】 水煎服。

【出处】 李保（《河南省中医秘方验方汇编》）。

【主治】 五色带。

【方药】 党参二两 白果肉一两 生白豆（去皮）一两 当归八钱 阿胶五钱 海螵蛸五钱 猪胃一个

【制法】 将药装入猪胃内，用火煮烂。

【用法】 去药服汤。

【出处】 尹质卿（《河南省中医秘方验方汇编》）。

【主治】　五种带症。

【方药】　海南沉香　檀香　枳实　枳壳　紫蔻仁　制半夏　生川乌　川军　甘草各等分

【制法】　共为细末，蜜丸梧子大。

【用法】　每服三钱，空心服，荜茇汤送下。

【提示】　上药并治男子五淋。

【出处】　渑池王冠军（《河南省中医秘方验方汇编》续一）。

【主治】　白带及五色带下。

【方药】　川军四钱　玉米六钱　山药三钱　党参三钱　口芪三钱　川柏三钱　龙骨二钱　牡蛎粉三钱　丹皮二钱　云苓三钱　甘草一钱半

【制法】　水煎（川军晚入二十分钟）。

【用法】　内服。

【提示】　此方服后，40%有呕吐反应。服药五六小时后，分泌物增多，或阵发性排出。服本方第二剂时，可无呕吐，服本方后，并有泻下一二次的反应。如四十岁以上身体虚弱者，可多加党参；如青年体壮者，可多加川军至一两。方中山药、玉米为最低用量，可用至一两至二两。

【出处】　商专刘向端（《河南省中医秘方验方汇编》续二）。

【主治】　妇女下白带、黄带、赤带，腹疼，腰痛，小便淋痛等症。

【方药】　口黄芪二两（盐炒一两）　益智仁（去皮，盐水炒）八

钱　山药－两半　芡实（麸炒）－两半　知母（盐炒）－两　白芍（醋酒各半炒）八钱　柴胡（醋炒黑）四钱　鱼鳔（蛤粉炒珠）－两　煅龙骨五钱　牡蛎粉五钱　石莲籽（去皮）五钱　川杜仲八钱　川楝子三钱　小茴香（酒炒）三钱　白果仁（去皮微炒）二十一个

【制法及用法】　水煎，一剂服六次。煎渣，病轻者二次服，病重者一次服。

【禁忌】　生冷、辛辣、油腻等物。

【提示】　此方分量太大，应依病人体质、症状，将各药分量减少用之。

【出处】　高平县赵振声（《山西省中医验方秘方汇集》第二辑）。

【主治】　赤白带下。

【症状】　妇女前阴时流秽浊之物，红、白、黄、青均治之。

【方药】　芡实二两　茯苓二两　赤白脂－两半　禹粮石－两半　牡蛎－两半　风化石灰八钱　白果仁八钱

【用法】　研为末，醋拌，晾干，再研为细末。每服四钱，开水送下。

【出处】　沁源郝振朝（《山西省中医验方秘方汇集》第三辑）。

【主治】　五色带下。

【方药】　人参二钱　生熟地各五钱　当归五钱　炒白芍八钱　阿胶珠四钱　砂山药四钱　橘红四钱　川朴四钱　砂仁三钱　清半夏四钱　丹皮三钱　香附四钱　盐黄柏二钱　棕炭四钱　薏米四钱

炙杏仁四钱　粉草二钱　侧白叶四钱　苍术三钱　焦芥穗三钱　柴胡三钱　焦术三钱

【用法】　研为细末，炼蜜为丸，每丸重三钱。早晚各服一丸，春夏秋，开水送下，冬季黄酒送下。

【出处】　阳高宋达贤（《山西省中医验方秘方汇集》第三辑）。

【主治】　白带不止。

【方药】　生地　当归　川芎　黄柏　椿白皮　贝母各一钱半　干姜　生草各五钱　生姜三片

【用法】　水煎服。

【加减】　肥胖者，加半夏、白术各二钱；带下赤色，加酒黄芩、荆芥各钱半；气虚久下不止，加台参、牡蛎、黄芪、熟地各三钱，升麻五分，柴胡七分，苍术、白术各二钱；下腹胀疼，加川楝子一钱半、元胡一钱。

【用法】　水煎，空腹早晚服。

【出处】　忻县杨敬轩（《山西省中医验方秘方汇集》第三辑）。